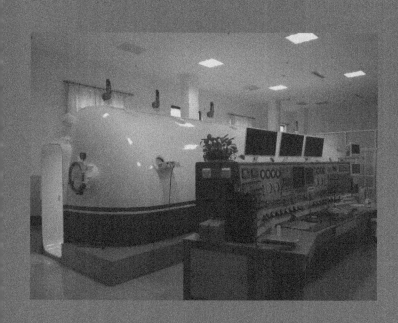

GAOYAYANG YIXUE YU LINCHUANG YINGYONG

高压氧医学与临床应用

李顺勇　等/编著

吉林科学技术出版社

图书在版编目（CIP）数据

高压氧医学与临床应用 / 李顺勇等编著. -- 长春：
吉林科学技术出版社, 2018.4（2024.1重印）
ISBN 978-7-5578-3808-9

Ⅰ.①高… Ⅱ.①李… Ⅲ.①高压氧疗法 Ⅳ.
①R459.6

中国版本图书馆CIP数据核字(2018)第075135号

高压氧医学与临床应用

出 版 人　李　梁
责任编辑　孟　波　孙　默
装帧设计　李　梅
开　　本　787mm×1092mm　1/16
字　　数　255千字
印　　张　13.25
印　　数　1-3000册
版　　次　2019年5月第1版
印　　次　2024年1月第2次印刷

出　　版　吉林出版集团
　　　　　吉林科学技术出版社
发　　行　吉林科学技术出版社
地　　址　长春市人民大街4646号
邮　　编　130021
发行部电话/传真　0431-85635177　85651759　85651628
　　　　　　　　　85677817　85600611　85670016
储运部电话　0431-84612872
编辑部电话　0431-85635186
网　　址　www.jlstp.net
印　　刷　三河市天润建兴印务有限公司

书　　号　ISBN 978-7-5578-3808-9
定　　价　68.00元

前　言

    高压氧医学是一门新兴的医学学科,在许多疾病的治疗中发挥了非常重要的作用。如今高压氧医学的治疗范围已遍及内、外、妇、儿等多个临床学科,医学界对其在复苏、抢救、治疗、康复等方面的独特疗效日渐重视,并延伸至运动医学、军事医学等领域。它作为一种治疗手段,在现代医学实践中起着重要作用,已发展成为现代医学的一部分。其疗效为国际医疗界所公认,它对全身或局部缺血、缺氧疾病的救治,有着独特的功效。为使高压氧更广泛的应用于临床,我们特组织编写了这本《高压氧医学与临床应用》。

    本书比较系统地介绍了高压氧的概述、高压氧治疗的设备系统、高压氧治疗在各系统疾病中的临床应用,以及高压氧治疗过程中出现的并发症。本书可供高压氧治疗从业人员和非高压氧专业的医护人员参考应用。希望本书的出版能有效地推动高压氧治疗在各临床科室广泛地应用,进一步提高高压氧从业人员的医疗和服务水平,从而造福于广大患者及其家属。

    新的学科需要快速发展,大胆的设想是学科快速发展的前提,为此书中提出了一些新的观点有待学者们进一步研究证实。由于编者水平有限,书中恐存在疏漏之处,诚请读者批评指正。

目　录

第一章　高压氧的概述

第一节　高压氧的定义

　　"高压氧"的定义虽然非常简单,但在国内部分医务人员中还存在一定的误区,有不少人常常把"高分压氧"与之相混淆。我国在 20 世纪 70 年代出版的一本《HBO 的临床应用》专著中对 HBO 的定义与上述英文专著中的定义是完全一致的,即"大于一个大气压的纯氧称 HBO"。以治疗为目的,让患者呼吸 HBO 称为 HBO 治疗或 HBO 疗法。相反近些年来,有越来越多的有关 HBO 的专著问世,对 HBO 的定义可以说是"五花八门",尽管描述各有不同,但最根本的缺陷就是将"高分压氧"与"HBO"两个并不等同(至少不完全等同)的概念之间画上了等号,例如:在 8 年前出版的某专著中是这样描述的:"凡氧分压超过 1 个大气压的混合气体即称为'HBO'"。假定这样的定义是正确的话,6ATA 的压缩空气中氧分压(0.21×6)显然也大于一个大气压,按上述"HBO"的定义,就可以把"6ATA 的压缩空气"理所当然地认定为"HBO"。之所以有人挑战国际上(包括中国)公认的 HBO 的定义,理由是医学领域中根本就没有真正意义上的"纯氧",因为氧气瓶中的医用氧,其氧浓度(99.5%)也未达到 1.0 体积分数(100%)。其实这里千万不能将化学意义上的"纯氧(氧浓度的体积分数等于 1.0)"与临床意义上的"纯氧(氧浓度的体积分数≥0.8)"相混淆。尽管医院用的氧气其氧浓度体积分数并未达到 1.0,但人们仍然将其称为"纯氧",其衡量的标准就是临床意义上的"纯氧"标准而不是化学意义上的"纯氧"标准。在日常的医疗行为中,未作特殊说明的"纯氧"通常都是指临床意义上的纯氧。近些年来出版的有关 HBO 的专著,其中 HBO 的定义多数都与"凡氧分压超过 1 个大气压的混合气体即称为'HBO'"相类似,但此时不能简单地用"少数服从多数"的原则作为衡量是非的标准,就像 HBO 治疗的"适应证和禁忌证"中的"证",有很多专著中,包括媒体的期刊、报纸、电视广告以及药品包装盒上的说明等都将"证"写成了"症"或"征"。不能认为多数人或多数地方都用"症"或"征"作为"适应证和禁忌证"中的"证",就可以是非颠倒。我国某三级医院的一位 HBO 科主任曾用英文撰写了一篇论文投送某 SCI 期刊,论文的题目是"HBO 治疗肾移植后排斥反应的疗效观察和机制分析",结果 SCI 期刊的外籍审稿专家给她的主要审阅意见中有一条是:"文题不符(标题是'HBO 治疗',但内容则是'高分压氧治疗'或'富氧治疗'),建议退稿"。因为在文稿中,学者注明用的是单人氧舱,在治疗过程中,舱内氧浓度为 $57\%\sim69\%$,治疗压力为 2ATA。

在一个大气压的常压环境中,其氧分压为 0.21ATA,因此不管是什么混合气体,也不管气体总压是多少,只要其中的氧分压等于 0.21ATA,都将其中的氧习惯地称为"常压氧"甚至直接称为"常氧",如果其中的氧分压大于 0.21ATA,都将其中的氧习惯地称为"高分压氧"。如果其中的氧分压大于 1.0ATA 时,未受过正轨专业培训的人就可能将其误认为"HBO"。虽然"高分压氧"与"HBO"只有一字之差,但也不能随意画上等号。

在临床实践中,经常会碰到这样的患者,由于病情需要不得不给患者长期呼吸医用纯氧,但长期呼吸医用纯氧又有导致患者发生"肺型氧中毒"的危险,这时医生就会陷入两难的境地,继续呼吸医用纯氧可能使患者的"肺型氧中毒"越来越重,最终必将导致患者死亡;如果为了防止"肺型氧中毒"的严重后果,又不得不中断吸氧,可是有的患者一旦中断吸氧又立即面临生命危险。因而有人提出了"富氧"的概念,即氧浓度的体积分数介于 0.21~0.8 之间。但临床上常用的富氧氧浓度的体积分数介于 0.4~0.6 之间。在实践中根据患者"肺型氧中毒"的程度,决定给予患者何种体积分数的富氧,一般原则是,"肺型氧中毒"的程度较轻,可以给予体积分数较高的富氧,反之,给予体积分数较低的富氧。HBO 治疗时所用的"医用氧",其氧浓度为 0.995 体积分数。医用氧中除氧外,仅含有少量 N_2 及水蒸气,绝不允许含有杂质及有害气体,所以可供医疗目的使用。而"工业用氧"中含氧 0.7~0.8 体积分数,并含有其他杂质和有害气体,所以不允许供人体呼吸用。由于工业用氧价格低廉,个别医疗单位为了单纯的追逐经济效益,不顾患者的死活,完全违背医德以工业用氧冒充医用氧,这实际上是严重的违法行为。

加压舱是为 HBO 治疗提供高压背景压力环境的特殊设备。舱内充注压缩空气升压者称"空气舱",充注纯氧升压者称"氧舱";用以进行 HBO 治疗的加压舱可简称"HBO 舱"。当舱内压力提高到某一水平时,舱外氧气瓶中很高压力(13~15MPa)的氧经减压器、硬质管路进入加压舱,接到供氧面罩上时,面罩内的氧压与舱内环境压力平衡,即能吸到该压力的 HBO。氧舱中充满的是设定压力的纯氧,则可直接呼吸 HBO。

当加压舱的门开启时,舱内原为一舱空气,其压力为 1ATA,舱上压力表的指针在"0"位。关闭舱门,用压缩空气加压,所加压力称"附加压",加压舱压力表上所显示的值都是附加压值。由于"附加压"与"表压"等值,因此也有人认为可将"附加压"称之为"表压"。

附加压与大气中原有的压力之和等于"绝对压",如果均以大气压为单位,称绝对大气压(即 ATA)。用公式可以表示为:绝对大气压(ATA)=附加大气压+1。需要注意的是,使用该公式时,其压力单位应该完全一致。曾有学者误将附加压为 0.2MPa 的绝对压写成了 1.2MPa,而正确答案是 0.3MPa。因为正常大气压如果要用"MPa"单位来表示,应该是 0.1MPa。如果将公式改为:绝对压=附加压+常压,可能更为科学,但原则仍然是要求压力单位应保持一致。

常压下氧浓度低于 21%,称为低氧。

Paul Bert 已明确指出:混合气中各成分在人体内的生理作用,不取决于它们在混合气中的含量百分比(体积分数,此处指浓度),而取决于各该气体的分压。

通常有一种误解,把在高原地区患高山病的原因归因于大气中氧浓度较低,空气稀薄缺氧。事实上在高原地区大气中氧的体积分数与海平面是相同的;但环境总的大气压力降低了,因而氧分压也相应降低,这种缺氧称为"低压性缺氧"。

在常压下,呼吸的大气中 O_2 的体积百分数为 0.21;低于 0.18 就会开始出现缺氧的反应和症状。有人曾做过一个实验:潜水员呼吸 $He\text{-}O_2$ 混合气,其中氧体积分数仅为 0.011(即 1.1%),将环境压力加到 36ATA,加压舱内氧分压为:$36 \times 1.1 = 0.396 \cong 0.4$ATA,受试者十分安全。呼吸器中的氧浓度虽然非常低,看来是难以生存的;但分压值则达到常氧的 1.9 倍,维持正常生理功能就毫无问题了。

第二节　高压氧医学发展史

高压氧医学的发展过程有:高气压作用的发现与应用,氧气的发现,常压下氧气作用的发现与应用,高压下氧气作用的发现与应用。

一、高气压应用

1662 年英国医师 Henshaw 首先使用压缩空气治疗疾病,认为高气压可以帮助消化和治疗某些肺部疾病。他的工作当时没有引起人们的足够重视。

二、氧气发现与应用

1775 年英国的 Pmriestley 从氧化汞中提取了氧气,次年法国人 Lavoisier 从空气中分离出氧气,根据希腊语"可生酸"的意义,将氧取名为"oxygen",为氧疗和高压氧治疗奠定了基础。

1795 年 Beddoes 发明了吸氧装置并第一次正式提出将氧气用于临床救治工作。

1854 年 Pol 和 Wattelle 阐明了减压病的病因并用加压治疗的方法治疗减压病。

1878 年法国 Bert 发表了《气压——实验生理学研究》一书,阐明了高气压的生理反应及病理变化,并推荐将氧气用于减压病的治疗过程中,以促进体内氮的排出。

19 世纪初,气体物理学获得重要进展,几项重要的气体定律被相继发现,为高压氧的临床应用提供了重要的理论基础。

三、高气压医学与高压氧治疗学的发展

1834 年法国 Junod 建造了一个铜舱,用 2～4ATA 的高气压治疗患者,对肺部疾患取得了良好疗效。继而高气压疗法开始在欧洲广泛应用。

1860 年加拿大渥太华建成了北美第一座治疗用的高压舱。

1870 年 Fontaine 首先在高压舱内做手术,并在舱内同时吸氧,认为有苏醒早、不发生窒息等优点。

1887 年 Valenzuela 第一次成功地在高压舱内用纯氧治疗疾病。

1928 年 Cunningham 建造了有史以来最大的高压舱,6 层楼高,直径 19.5m。限于当时对高压氧治疗机制、适应证、氧中毒等认识不足,这一巨大氧舱没有发挥作用,仅使用了 2 年,二战期间被废弃。

四、近代高压氧治疗学

第二次世界大战后,高气压医学再次得到人们的重视,潜水医学和高压氧治疗学都获得了重要的发展。

1950 年 Paek 等报告应用高压氧治疗一氧化碳中毒和厌氧菌感染取得了极好的效果;1955 年国外应用高压氧配合放射疗法对恶性肿瘤治疗取得了良好疗效。

1956 年荷兰人 Boerema 首次将高压氧应用于胸外科,在 3 个大气压下给患者吸入氧气进行心脏直视手术取得成功。1960 年发表了"无血生命"的论文,引起医学界的轰动。论文报告将血液放尽并注入等量液体的荷兰猪置于 3 个大气压下吸纯氧,几乎无血细胞的动物安然生存了 15 分钟。实验后,将放出的血液输还给动物,动物脱离高压氧环境仍然富有活力,继续生存;而在舱外非高压氧下的动物却很快死亡。

随着高压氧医学的发展,高压氧舱设备也取得令人瞩目的进展。舱体质量及舱内设备不断改善和提高。舱内照明、温湿度、检测仪器、安全措施等都尽可能满足临床治疗的需要,多人舱装有多种监护仪器,可同时监测心、脑、呼吸等多种生理功能,有的还可在舱内拍摄 X 线片以及进行放射治疗。

五、中国高压氧医学的发展与现状

我国高压氧医学起步较晚,但发展迅速。

新中国成立前,上海打捞局装备了为潜水员防治减压病的高压舱。

新中国成立后,海军医学研究所于 1954 年建成了加压舱,在国内首先开展了用高压氧治疗减压病、肺气压伤及缺氧症的工作。

20 世纪 60 年代初,曾应用高压氧对气性坏疽、脉管炎、脑水肿、溺水等疾病进行治疗。

1964 年福建医学院附属协和医院建成了我国第一台医用高压氧治疗舱,并开展了在高压氧舱内进行心外科的手术。在高压氧舱内进行体外循环心脏直视手术,结合低温进行房间隔缺损、室间隔缺损的修补手术等,都获得显著效果。

20 世纪 70 年代我国有人应用高压氧治疗新生儿及婴幼儿缺氧性脑病并取得良好的疗效。大量病例观察证实,高压氧对婴幼儿眼的毒副作用远非过去描述的那么严重。近年研究发现严格控制的常规剂量的高压氧并不产生明显的眼损害,相反持续高浓度常压氧可引起严重的眼损害。

1984 年我国制成第一台婴幼儿专用氧舱并投入临床使用,在此以后高压氧在婴幼儿治疗中的应用得到迅速发展。

1992 年中华医学会高压氧学会正式成立,由李温仁教授任主任委员。

1993 年在我国福州市举办了第十一届国际高气压医学会议。

1995 年以后,我国特别加强了高压氧临床应用的安全管理,成立了高压氧从业人员岗前培训中心,同时针对医用高压氧舱制定了国家标准和安全操作规程,规范了医用氧舱的生产管理,从而使我国的高压氧治疗学步入健康发展的轨道。

1996 年制定了"医学用高压氧舱管理与应用规则",提出了高压氧治疗的适应证与禁忌证。同年在湖南医科大学本科生教学高压氧医学列为选修课,并开始培养高压氧医学硕士研究生。

2008 年在北京再次举行(第 16 届)国际会议。

从 2000 年起我国的高压氧治疗发展迅速。高压氧治疗普及县级医院,部分县以下区级医院也开展了高压氧治疗。

目前我国在临床用高压氧治疗的病种多达百种以上,其中有些病种已成为常规治疗,如 CO 中毒、厌氧菌感染、气栓症、减压病、麻醉意外、各种缺氧性脑病、脑梗死、脑炎、突聋、脑创伤、断指再植、植皮、各种烫烧伤、各种慢性溃疡、各种中毒、排除颅内活动性出血的各种意识障碍等。

第三节　高压氧治疗的基本原理

HBO 治疗是医学领域的一个新进展,作为一种特殊治疗手段,在国内外越来越广泛地被临床应用。实践证明,HBO 治疗对某些疾病,如 CO 中毒、厌氧菌感染性疾病、潜水减压病、空气栓塞症、组织缺血、缺氧性疾病、皮肤和骨移植以及血红蛋白携氧障碍等疾病有显著疗效;对颅脑损伤、脊髓损伤和多种外伤及其后遗症也有良好疗效。但是,目前对 HBO 治疗作用的机制相对来说研究的甚少。然而,要提高 HBO 治疗的疗效,正确发挥这一疗法的作用并不断深化,必须对其机制进行广泛深入的研究。现着重从 HBO 治疗的基本原理方面作一概述,从而对这一疗法的应用基础加深理解。

一、血中溶解氧量显著增加,血氧张力显著升高

正常条件下 1g Hb 与 1.34ml 的氧结合,以正常人的血红蛋白浓度为 15g/100ml 血计算,当血红蛋白被完全饱和时,100ml 的血液可以运输与血红蛋白结合的氧为 20.1ml(即 20.1vol%)。海平面压力下肺泡和动脉氧分压为 13.3kPa(100mmHg),血红蛋白约 97% 被氧饱和,血氧含量为 19.4vol%,当动脉氧分压为 13.3～26.6kPa(100～200mmHg)时,血红蛋白达到 100% 饱和即完全饱和。此后

氧分压无论多高,血红蛋白结合的氧量不再增加。

氧含量是指血红蛋白实际结合的氧量,氧容量是指血红蛋白理论最大结合的氧量。氧含量与氧容量之比称氧饱和度。千万不能将"氧含量"与"含氧量"两个述语相混淆,后者是指血红蛋白实际结合的氧量与血中物理溶解氧量之和。正常动脉血含氧量是物理溶解氧与血红蛋白结合氧的总和,为 0.3vol％＋19.4vol％＝19.7vol％。可见,血液从肺携氧到组织,绝大部分是以血红蛋白结合方式进行,很少量才是由物理溶解方式所完成。当动脉血流经灌注组织时,由于组织中氧张力(为 5.3kPa 左右)和组织细胞的氧张力(4.65kPa 左右)远低于动脉血,故血液中溶解氧向组织中弥散,血中氧张力降低,与血红蛋白结合氧解离一部分,转为溶解状态,如此继续进行,直到血氧张力同组织氧张力相平衡。由此可知,血液中直接供给组织的氧是溶解氧,这是组织细胞摄取氧气的必经途径。

HBO 条件下情况则不同了,物理溶解氧量显著增多,因而很少需要血红蛋白结合氧的解离,从而改变了氧离供氧方式,这是 HBO 治疗的生理基础因素,即机体代谢所需要的氧,无须依赖氧合血红蛋白中的氧解离,仅靠物理溶解氧供应即可基本满足基础代谢,维持生命活动的需要。

二、增加组织的氧储量

机体暴露到 200kPa 的 HBO 环境下,体内每千克组织的氧储量就能从原来的 l3ml 增加到 53ml,此刻再加上低温麻醉,使组织的氧耗量大大降低,从而可使循环安全阻断的时间延长到 27～30min。如果同时再加上深低温及在纯氧中加上约 2％CO_2(相当于常压下),循环安全阻断的时间将延长到 75～80min。这也是早期体外循环技术尚未成熟之前,在 HBO 环境下进行心脏直视手术的理论基础。

三、提高血氧有效扩散距离

人脑灰质毛细血管静脉端,于常压空气条件下氧的有效弥散半径约为 30μm,通常脑细胞距毛细血管最远处亦约为 30μm 左右,毛细血管间间距约为 60μm。在 3ATA 氧压下其弥散半径可达 100μm 左右,这就使得在一般常压下无法深达的组织细胞,可获得足够的氧的供应,增加组织储氧量,纠正缺氧。因此,如果不是同一区域内相邻的血管同时栓塞,那么未栓塞的血管就会起到代偿供血(氧)的作用,这也是 HBO 治疗脑血栓、脑梗死或其他脑部疾病的理论基础之一。

四、促进血管收缩血流加快，加速侧支循环的建立

HBO 作用下缺血组织的血管扩张，血流速度加快，微循环得到改善，用血管血流描记法证实，在 0.2MPa（绝对压）氧压下 10～15min，缺血的四肢供血可增加到功能活动需要值。有研究证实，在 0.3MPa（绝对压）氧压下 Wistar 大鼠皮肤微循环血流速度加快，红细胞聚集减轻，开放的微动脉数增加。HBO 条件下，血管反射性收缩，导致灌流范围内的血流量减少（平均下降 10％，但氧供却明显增加）。用 HBO 针对性的治疗不同原因引起的脑缺氧、脑水肿、治疗创伤性肢体肿胀等疾患，能达到减少渗出、促进静脉回流和改善微循环的目的。根据实验观察，在 HBO 下，移植皮瓣中的血管的形成比在空气中早、多、快，后经细胞和组织培养发现，在 HBO 条件下，血管成纤维细胞的分裂及胶原纤维的形成加快。这是 HBOT 皮瓣移植、断肢再植和心肌梗死的理论基础之一。在冠状血管的血液循环中含氧量的增加，尤其物理溶解氧增多和心肌微循环的改善，是治疗急性冠状血管机能不全的有效措施。实验证明，0.3MPa（绝对压）下呼吸纯氧，心肌损伤部位的瘢痕形成以及侧支循环的建立，比不吸 HBO 出现得早。

HBO 对缺血性心脑血管疾病的治疗作用，除了提高组织含氧量，改善损伤组织血液灌注外，还与适宜 HBO 作用下，改善血液流变性能有密切关系，可降低白细胞与血管内皮细胞黏附作用，增强微循环血流动力，从而减少白细胞对血管内皮细胞的刺激和损伤作用，减少缺血时白细胞和血小板的激活活化，防止血细胞聚集导致的微血栓栓塞作用。

应当指出，在微循环有足够灌注量时应用 HBO 可提高血液溶解氧量，以改善对组织的氧供，偿清氧债，恢复正常代谢，消除缺氧。然而，当微循环灌注量极度减少情况下应用 HBO，则未必收到预期效果。因为极少量的血中弥散人组织的氧量，不足以改善机体氧化和维持正常代谢。可见，HBO 疗效中微循环和血液流变性功能状态起着一定重要作用。

五、促进体内气泡的缩小和消失

气泡随压力增高而体积缩小并逐步溶解到体液中直至完全消失，波一马定律告诉我们，气体的体积与绝对压强呈反比，当体内的气泡缩小到一定的临界值以下（不足以引起临床症状和体征）时，临床症状和体征完全消失，即加压治疗或 HBO

治疗的即时效应。但此时气泡并没有真正完全消失，仍然以隐性气泡的形式存在，如果此时立即减压，就会使隐性气泡又转变成显性气泡，导致病情复发。因此，要防止病情复发，必须在症状和体征完全消失或稍高压力下停留一段时间，让亨利定律有充分发挥作用的过程。亨利定律告诉我们，混合气体溶解于液体时与各自的分压成正比。由于加压治疗或 HBO 治疗时，体内的气泡随环境压强的升高，其气泡体积成反比例地缩小，而气泡内各组成气体的分压随之升高，为气泡重新溶解提供了新的动力，但要使气泡完全溶解则需要一个过程。国外有学者称亨利定律的作用是一个时程效应。

六、抗感染的作用

1984 年，Beaman 提出白细胞的杀菌作用在很大程度上依赖充足的氧供。白细胞杀菌分两个阶段：①白细胞脱颗粒阶段；②氧化阶段（此时依赖于白细胞获取氧分子并将其转化成高能基团，如超氧化物、羟自由基、次氯酸醛和次氯酸等继而起到杀菌的作用）。1980 年，Hohn 就提出自由基产生的速率和杀菌的能力均依赖于局部的氧张力。到了 20 世纪 90 年代有人明确提出氧气也是一种广谱抗生素。HBO 对抗厌氧菌的作用早在 60 年代就已明确。HBO 对需氧菌有什么作用呢？大量的研究资料表明，HBO 对需氧菌具有双重作用，氧压$<1.3ATA$ 时对需氧菌有促进生长繁殖的作用；氧压$>1.3ATA$ 时对需氧菌有抑制甚至杀灭的作用，但不同的菌种所需的氧压存在明显的差异。对结核菌氧压必须$>1.8ATA$ 才能产生抑制作用，当氧压达到 2.87ATA 时才起到杀灭作用。抗干酪乳杆菌感染氧压必须达到 2.8ATA。对黏膜双球菌和脑膜炎双球菌仅需 2ATA 的氧压。在 2~3ATA 氧压下对黏膜双球菌和脑膜炎双球菌的生长有明显抑制作用。在 3ATA 氧压下对革兰氏阳性菌、白喉杆菌生长可完全抑制，对干酪乳杆菌生长抑制至少需 2.8ATA 氧压。有资料表明，HBO 可以提高细菌对药物的敏感性，Gottlieb 于 1974 年报道 2.87ATA 的 HBO 可以使磺胺异恶唑的疗效增加 5~10 倍。通常呋喃坦啶的最小抑菌浓度为 2.4g/ml，加上 HBO 后仅需 1.07g/ml。1986 年 Thom 用间歇性 HBO 疗法治疗大鼠实验性腹膜炎（将鼠粪便用生理盐水溶解后注入鼠的腹腔），分对照组和治疗组。对照组不加任何处理，死亡率为 100%，而 HBO 治疗组为 8%，相差非常显著。

关于 HBO 抑制作用的机制，可分非特异性和特异性两方面原因，非特异性原因是使 SH 基氧化为二硫基，而 SH 基是许多酶类的组成部分（如辅酶 A，谷脱甘肽过氧化物酶和琥珀酸脱氢酶等),由此可使一些酶被灭活,代谢发生障碍,细菌体也不例外地受到抑制。另一方面是特异性原因,如对厌氧菌,因其既缺乏细胞色素氧化酶,又缺乏过氧化氢酶、过氧化物酶,在 HBO 下它既不能从代谢中获得能量,又不能除去有氧代谢的过氧化氢,从而使代谢发生障碍,导致厌氧菌在此高氧条件下不能生长。这就是 HBO 治疗某些厌氧菌感染疾病,如气性坏疽、破伤风等取得显著疗效的缘故。

七、对放疗和化疗的增敏作用

自从 1966 年,Johnson 等首次报道 HBO 可能具有抑癌和促癌的双重效应以来,人们对 HBO 与肿瘤的关系已进行了大量的研究,到目前为止,有 97% 以上的报道认为,HBO 治疗有助于提高放疗或化疗的疗效,或能减少放疗和化疗的剂量或减轻放疗和化疗的副作用。可能机制是:①提高肿瘤细胞对放射线或化学药物的敏感性。②HBO 的毒性与放射线或化学药物抑制、破坏肿瘤细胞的作用具有协同作用。有人认为上述两种作用的本质是 OFR 对肿瘤细胞的破坏和杀伤作用。③实验证明大多数肿瘤细胞为乏氧细胞而且习惯于在乏氧的条件下生长繁殖,而在 HBO 条件下生长繁殖受到抑制。1997 年,在俄罗斯圣彼得堡召开的国际高气压生物学学术讨论会上,有学者在大会报告,单纯用 HBO 治疗膀胱癌取得了比较满意的效果,并未发现想象中的单纯 HBO 治疗恶性肿瘤会促进癌细胞扩散或转移的作用。需要说明的是,由于样本量较小,还需进一步深入探索。

八、减少 L-型钙通道开放降低细胞内钙浓度

因为缺血、缺氧后,细胞内钙浓度上升对脑损伤起重要作用,实验证明细胞内钙超载可导致脑细胞的死亡。而细胞内钙浓度升高与钙通道开启数目增多,使细胞外钙大量内流有关。实验证实,在 2.5ATA HBO 作用下,在提高细胞色素氧化酶、Na-K-ATP 酶活性的同时,可调控 Na/Ca^{2+} 平衡,减少 Ca^{2+} 内流,减轻细胞内钙超载,使细胞膜功能正常化。HBO 减少 Ca^{2+} 超载的机制之一,部分地是通过减少细胞膜上 L 型钙通道的开放数而实现的。减少 Ca^{2+} 超载是 HBO 治疗脑损伤具有显著效果的重要机制之一。正常生理条件下,细胞外 Ca^{2+} 浓度约为 $2\mu mol/L$,而 Ca^{2+} 浓度约为 $0.05\mu mol/L$,细胞外 Ca^{2+} 浓度比细胞内高出约 5 个数量级。过量的 Ca^{2+} 通过 NMDA 通道内流,是导致神经细胞凋亡的机制之一。

九、促进神经再生

HBO 既可促进中枢神经再生也可促进周围神经再生。它首先保证了神经再生所必需的足够的氧供。有实验表明,要保证神经再生正常进行其氧耗量为通常的 5～8 倍,这是其他任何治疗手段都无法达到的。另外,HBO 还能刺激促突起生长因子产生、减缓失神经支配效应器的组织萎缩。甚至有人认为 HBO 也是神经营养因子之一,并获得了相当的证据可以证明这一点。

十、对免疫功能的双向调节作用

HBO 对免疫功能的影响最近 20 年来受到人们的重视,尽管时间不长,但由于 HBO 试用于类风湿关节炎、系统红斑狼疮等自身免疫性疾病取得了相当的疗效,这引起了人们研究 HBO 对免疫功能影响的极大兴趣。研究者们从整体、细胞以及分子水平进行了广泛的探讨,尽管结论尚不完全一致,但 HBO 对免疫功能有影响则在世界范围内取得了公认。有实验表明,HBO 可非特异地引起免疫细胞(包括中性粒细胞、巨噬细胞、T 细胞和 B 细胞)的损伤。Gadd 发现,HBO 可使 T 细胞增生、分化抑制,Th/Ts 的比值明显降低。Saito 发现,HBO 可直接抑制 B 细胞而使抗体生成减少。Mader 等发现,HBO 对中性粒细胞功能的影响与组织局部的氧张力有关。由于大量实验表明 HBO 对免疫功能有抑制作用,所以不少单位已把 HBO 用于临床治疗自身免疫性疾病与组织和器官移植的抗排异反应。也有部分实验表明,HBO 对免疫功能不但没有抑制作用,有的甚至有增强作用。为什么会出现这种矛盾现象呢?可能与用氧的压力、时程、机体的免疫功能状态等因素有关。Barnes 发现,某些多发性硬化症患者经 HBO(2ATA 90min/d×20)治疗后,临床症状无明显改善,甚至恶化。

第四节 高压氧对人体生理功能的影响

目前高压氧对机体生理功能的影响了解不充分,有待深入研究。

高压氧下,人体各系统功能状态会发生某些变化。了解这些变化,对于确定适应证与禁忌证,判断高压氧治疗效果及估计预后,预防并发症的发生均有实际意义。

　　进行高压氧治疗时离不开高气压环境,所以高压氧治疗影响机体生理功能的因素实际包括高气压和高压氧两种因素。在思考问题或进行研究时要考虑是高气压效应还是高压氧效应,或二者的综合效应。但实际操作时,单从治疗学考虑可以只考虑综合效应,原因是高压氧治疗必须在高气压下实施。因此目前多数研究未将这两种因素分开,但是生理学和病理学对高压氧作用的探讨是需要区分是高气压作用还是高气压与高压氧的综合效应。单纯的高压氧效应理论上存在(综合效应—高气压效应),但临床是不存在的。

一、对血液系统的影响

1.白细胞计数增高,淋巴细胞减少。增强抗感染能力,抑制免疫。
2.血浆总蛋白降低。
3.红细胞、血红蛋白计数减少。但是贫血不是高压氧治疗禁忌证。
4.血小板计数下降。
5.血液黏度降低,出凝血时间延长,血浆胶体渗透压降低。
6.造血功能增强。

二、对循环系统影响

1.心率减慢(10%～30%)。
2.心内传导减慢。
3.心肌收缩力减弱,心脏容积扩大,心输出量降低。
4.心肌耗氧量下降(20%)。
5.血压升高(舒张压升高明显),脉压变小。
6.对血流动力学影响,使全身血管收缩(脑血流量减少,冠脉血液量减少,肾血流量减少,视网膜血管收缩),唯独使椎动脉和肝动脉扩张。

三、对呼吸系统影响

1.呼吸频率下降。
2.呼吸阻力增高,幅度加大。
3.最大通气量下降,补吸气和潮气量、肺泡通气量增大,肺活量增大,但时间肺活量下降。

四、对消化系统影响

1.消化液分泌减少。

2.胃肠蠕动增强。

3.促进肠内气体吸收。

4.改善肝细胞功能。

五、对泌尿系统影响

1.肾血流量降低。

2.肾滤过率增加,与出球动脉收缩大于入球动脉收缩有关。

六、对神经系统的影响

1.时相变化:增强相→抑制相。

2.增加血脑屏障的通透性。

3.使脑血管收缩(治疗脑水肿)。

4.提高脑组织及脑脊液氧分压,改善脑缺氧。

七、对免疫及内分泌影响

对内分泌有兴奋和调节作用,对免疫有抑制和调节作用。

1.抑制体液免疫和细胞免疫(应用于器官移植的排斥反应);治疗与免疫有关变应性疾病如哮喘、多发性硬化、重症肌无力等。但对免疫功能又有调节作用,免疫功能低下者经高压氧治疗后免疫功能升高。

2.兴奋垂体-肾上腺皮质轴,肾上腺皮质激素增加(治疗炎症、休克等)。

3.增加肾上腺素和去甲肾上腺素分泌(治疗休克)。

4.使甲状腺功能增强,但对轻度甲状腺功能亢进有调节作用。

八、高压氧对机体生化和代谢的影响

1.氧耗最初增加,然后逐渐降低。

2.心脏的新陈代谢降低。脑的代谢率增加。

3.酸碱平衡一般不发生紊乱。

4.生化氧化的酶活力增强。但是高压氧的剂量过大会使酶的活性降低。一般情况下,有氧代谢酶活性增强,无氧代谢受抑制。

第五节　高压氧的临床治疗作用

临床治疗作用可分为病因治疗作用、对症治疗和康复治疗作用。多数药物只有一种治疗作用,部分药物兼有两种治疗作用,几乎没有一种药物具有三种临床治疗作用。但是高压氧治疗兼有三种治疗作用见表1-1。

1.高压氧的三种临床治疗作用及其适应证(表1-1)

表1-1　高压氧的三种临床治疗作用及其适应证

作用与适应证		与药物及普通吸氧比较
病因治疗作用	纠正缺氧	常压氧疗不能取代,局部、细胞性缺氧,如水肿的细胞缺氧,血液性缺氧,红细胞不能带氧时,血供障碍等时普通吸氧不解决问题
	抑制厌氧菌,治疗气性坏疽	抗生素不能取代
	压缩溶解禁锢在体内的气体(治疗气栓症、减压病)	药物、手术等其他手段都不能取代
对症治疗作用	消炎(收缩血管-缓解充血,减少渗出,促进氧化代谢,促进细胞内水钠泵出,消除水肿)	药物虽然可脱水治疗水肿,但脑水肿时,药物脱水可引起脑循环高渗诱发梗死,不利于脑复苏,高压氧不会引起血液浓缩,可促进脑复苏
	止痛(缺氧导致血管扩张或痉挛均会疼痛)	药物有效,但不良作用也较多

作用与适应证		与药物及普通吸氧比较
	降低颅内压、眼压	药物降颅压作用较 HBO 强,但脱水剂、利尿剂可导致脑循环高渗不利于脑复苏
	抗休克,治疗脑水肿、肺水肿	高压氧调节全身功能产生抗休克作用,对肺水肿和脑水肿的作用明显,且与药物不同
康复治疗作用	促进有氧代谢,恢复功能;促进细胞分化(增加于细胞)修复组织	药物有类似作用,但不能替代高压氧,其作用途径不同,二者合用会产生累加作用

2.高压氧三种临床治疗作用的时间分布　高压氧可产生三种临床治疗作用,但是三种治疗作用不是同时产生,它有特殊的时间分布,不同的时机产生不同的作用。及时治疗才会获得病因治疗作用,较及时治疗才可产生对症治疗作用,不及时的治疗只能产生康复治疗作用。

第六节　高压氧治疗的适应证与禁忌证

一、适应证

1992 年,中华医学会 HBO 学会曾推荐 3 类共 44 种疾病为 HBO 治疗适应证,其中第一、二类 28 种疾病属推广性适应证,第三类 17 种疾病为探索性适应证。但是,经过多年的临床实践,HBO 治疗的适应证早已超出了这个范围。在 1998 发布的 GJB296《HBO 治疗技术规程》中,规定了第一、二类适应证共 47 种,第三类适应证为 16 种。随着 HBO 治疗基础的研究和临床实践经验的不断积累,中华医学会 HBO 医学分会(即原"HBO 学会")于 2004 年对 HBO 治疗的适应证有了部分调整和扩充,第一、二类适应证已达 49 种,第三类适应证 25 种,共 74 种。2009 年,将适应证分为急症适应证和一般适应证两类;将禁忌证分为绝对禁忌证和相对禁忌证两类。现将 2009 年公布的适应证和禁忌证列出供读者使用时参考:

(一)急症适应证

理论依据明确,临床效果显著,可作为临床主要的治疗方法或必要的辅助疗法。

1.CO 中毒及其他有害气体中毒。

2.气性坏疽、破伤风及其他厌氧菌感染。

3.减压病。

4.气栓症。

5.各种原因引起的心肺复苏后急性脑功能障碍。

6.休克的辅助治疗。

7.脑水肿。

8.肺水肿（除心源性肺水肿）。

9.挤压综合征。

10.断肢（指趾）及皮肤移植术后血供障碍。

11.药物及化学物中毒。

12.急性缺血缺氧性脑病。

（二）一般适应证

1.CO 中毒及其他中毒性脑病。

2.突发性耳聋。

3.缺血性脑血管病（脑动脉硬化症、TIA、脑血栓形成、脑梗死）。

4.颅脑损伤（脑震荡、脑挫裂伤、颅内血肿清除术后、脑干损伤）。

5.脑出血恢复期。

6.骨折及骨折后愈合不良。

7.中心性浆液性脉络膜炎。

8.植物状态。

9.高原适应不全症。

10.周围神经损伤。

11.颅内良性肿瘤术后。

12.牙周病。

13.病毒性脑炎。

14.面神经炎。

15.骨髓炎。

16.无菌性骨坏死。

17.脑瘫。

18.胎儿宫内发育迟缓。

19.病毒性脑病。

20.糖尿病及糖尿病足。

21.冠状动脉粥样硬化性心脏病(心绞痛、心肌梗死)。

22.快速性心律失常(房颤、期前收缩、心动过速)。

23.心肌炎。

24.外周血管疾病(脉管炎、雷诺病、深静脉血栓形成等)。

25.眩晕症。

26.慢性皮肤溃疡(动脉供血障碍、静脉瘀血、压疮)。

27.脊髓损伤。

28.消化性溃疡。

29.溃疡性结肠炎。

30.传染性肝炎(要求使用专用舱)。

31.烧伤。

32.冻伤。

33.整形术后。

34.植皮术后。

35.运动性损伤。

36.放射性损伤(骨、软组织、膀胱炎等)。

37.恶性肿瘤(与放疗或化疗并用)。

38.视神经损伤。

39.疲劳综合征。

40.血管神经性头痛。

41.脓疱疹。

42.银屑病。

43.玫瑰糠疹。

44.多发性硬化。

45.急性感染性多发性神经根炎。

46.复发性口腔溃疡。

47.麻痹性肠梗阻。

48.支气管哮喘。

49.急性呼吸窘迫综合征。

二、禁忌证

禁忌证是指不适宜进行 HBO 治疗的某些疾病或状况。如有禁忌证的患者进舱进行 HBO 治疗,会导致不良后果。轻者引起不适或加重原有症状,重者引起机体损伤,甚至死亡。这些都是实践中总结得出的经验教训。禁忌证通常又分绝对禁忌证和相对禁忌证,前者在任何情况下都不得进舱进行 HBO 治疗,后者是指在一般情况下不宜进舱进行 HBO 治疗,但患者有急救需求,否则将威胁患者的生命安全时,可进舱进行 HBO 治疗。

中华医学会 HBO 医学分会推荐的禁忌证:

(一)绝对禁忌证

1.未经处理的气胸、纵隔气肿。

2.肺大泡。

3.活动性内出血及出血性疾病。

4.结核空洞形成并咯血。

(二)相对禁忌证

1.重症上呼吸道感染。

2.重症肺气肿。

3.支气管扩张症。

4.重度鼻窦炎。

5.心脏二度以上房室传导阻滞。

6.血压高于 21.3/13.3kPa(160/100mmHg)。

7.心动过缓(<50 次/分)。

8.未经处理的恶性肿瘤。

9.视网膜脱离。

10.早期妊娠(3 个月内)。

第二章　高压氧治疗的设备系统

第一节　加压舱和操纵台

一、加压舱的结构

加压舱因用途不同而工作压有高低,容积有大小,形式也多种,但结构原理基本相同。舱体大都采用钢质,呈圆柱状简体,有立式或卧式。加压舱按其内部隔舱(室)和舱门的多少可分为"单舱单门式""双舱三门式""双舱四门式""三舱五门(或七门)式"等。

常见的一般加压舱为双舱三门式,或双舱四门式。其容积较大的舱室为"主舱"(或称"内舱"),是进行治疗、研究的主场所。容积较小的为"过渡舱"(或外舱或副舱、辅舱)。

双舱三门式加压舱中主舱的两个门都是内开式,所以过渡舱不能单独使用,只能供人员进出主舱时作过渡,两舱间的门起"闸"的作用,或打开此门与主舱相通作"单舱"使用。双舱四门式的两个舱室均各设两扇内开门,主、辅舱均既可独立使用,又可连通使用。

舱室内要有足够的空间,一般≥1.5~2.0m³/人;单人舱的容积也≥1.5m³,且应使患者能躺着被抬进舱内;卧式多人舱直径最小要使人能直立(一般≥2.1~2.3m);过渡舱的直径应与主舱一致,最少应设有俩人的座位。根据舱室的长度(L),半径(r),就可以得出各个舱室的容积($V = \pi L r^2$)。

关于舱体的材料,不同的加压舱有不同的要求。潜水加压舱的舱体用钢,沿用潜水系统和潜水器结构用的钢材、铸钢件、锻钢件及铜管等材料,均应参考现行国家船舶检验局的有关规定。对于 HBO 舱壳体的用钢,由于所要求的耐压强度低(不超过表压 300kPa),用材要求就没有潜水加压舱的壳体用钢要求那么严格,但亦须按有关规定选材,参考压力容器中的有关规定。

选材后,焊接须获得同母材相协调的抗拉强度等机械性能,所选焊条符合要求,施焊正确能起加强作用。有关焊接的各个环节均有规定及国家标准,必须严格把握。对接焊缝应100%进行X线或超声波探伤;全焊透角焊缝应100%进行超声波探伤,必要时可作磁粉或着色检查。有不合格者必须修补,修补不得超过两次,修补后再进行探伤,最后按要求进行热处理。

在耐压壳体上的开孔如舱门孔、递物筒、观察窗、通舱管件孔等,一般应用加强环加强,即对几何形状不连续的组合耐压壳体应作必要的局部加强。承受内压力的圆柱形孔,球壳体和封头上的开孔加强,其有效加强面积应大于或等于开孔部分需加强的截面积。

加压舱的舱门也由与舱体相同材料铸成。由门钣、门轴、把手、锁扣等组成。加压舱承受内压力,舱门常取内开式,门钣呈内弓状;当舱室加压时,门内侧受压,气压越高,门与门框间的密封性越强。舱门与门孔分圆形、矩形两种。潜水加压舱一般选用圆形门,门孔直径为800mm;HBO舱、手术治疗舱大都选用矩形门,门孔大小有1500mm×700mm或1700mm×700mm,矩形门有框架平板门及薄壳电磁门两种形式,平板门的锁闭机构是用齿轮带动连杆,通过拉杆带动门两侧6个锁紧舌片,用它与门框的滑动机构实现门的锁紧密封。电磁门利用门框壁两侧两个电磁铁吸舌,当舱压升至0.02MPa时,压力继电器控制断电,电磁铁停止工作,靠舱压实现密封,此门自身重量轻。所有舱门的周边敷贴弧形橡胶密封圈,与门框的平面贴合,实现舱门的密封。

医用加压舱的观察窗为圆形、透明的不可开启的窗户。窗玻璃为聚甲基丙烯酸酯(简称"聚丙烯酸酯",即"有机玻璃")铸块加工而成,不可用多层层压的有机玻璃材料。几何形状与厚度采用标准形状。它的透光直径应≥150mm(单人舱的观察窗透光直径应≥140mm)。

观察窗的数量与位置必须满足在舱外能看到舱内所有座位。

递物筒是舱内外进行物件传递的"闸口"。加压舱的每个独立舱室都应设置。它是跨舱壁的筒状舱室,在舱内荷压条件下传递物件。它的内径≥300mm,两端各设有门盖及平衡阀,门盖均为外开式,外门盖宜设气压互锁装置,筒体长度不宜超过400mm。

加压舱通舱管件孔根据孔径的大小,归为三大类:空气进出口及空调风道;氧气及水管进出口;电缆及气体的采样孔,开孔量最大限度地均匀分布(除安全阀孔外,一般均设置在舱体下部),防止开孔削弱引起的应力集中。舱体开孔有用穿壁焊接,也有用座板焊接在舱体。座板焊接在舱体使舱壁得到加强。

　　设置于舱顶部的安全阀,即为"超压泄放装置",是确保耐压舱体安全的重要设施,一旦超压则安全阀起跳,泄放超压介质。按规定加压舱的每个独立舱室均应设两只安全间,安全阀泄压速率应大于加压舱的最大升压速率。安全阀的开启压力比舱室最高工作压高出 10%。它的调试均应由劳动部门认可的指定单位进行。它的结构形式有多种,但功用都是泄压兼报警。

　　加压舱各舱室的最低位置设有排水孔及排水控制阀,用以排泄舱室可能洒落、凝结的水。如用水冲洗舱室,亦可通过此阀泄水。必要时可作排气阀用。

　　舱内按使用要求,配有加压、减压管路终端消音器,供氧系统的供气调节器、软管、三通、面罩和排氧装置,对讲系统的话筒和喇叭,应急供氧装置的流量计、吸痰装置的接口、应急呼叫装置的按钮。舱内座椅可设置成固定的,也可设置成移动式的。舱内还可配有供观察用的环境压力表,温湿度计和计时钟,每个舱室还应配备专用的水灭火器和舱内操作的应急泄压阀。根据舱室空间大小,在不常用空间,设置应急医疗器械及药品柜。舱内设施应尽可能采用无毒阻燃涂料,装潢材料必须具有阻燃性,杜绝不必要的物件。

二、加压舱的类型

　　加压舱的分类根据不同条件可有多种分法,根据舱容的大小分,可分为大、中、小型舱;根据舱内容纳人数分,可分为单人、双人、多人舱;根据隔舱(室)及舱门的多少分,可分为单舱单门式、双舱三门式、三舱五门(或七门)式;根据舱内呼吸介质分,可分为纯氧舱、空气舱等;根据用途分,可分为潜水加压舱、HBO 舱、手术治疗舱、急救运载舱;还有的按舱内是否盛水,可分为干舱、湿舱;按舱体的轴向分为立式、卧式等。这里按其用途不同分述如下:

(一)潜水加压舱

　　潜水加压舱以卧式的双舱三门式及双舱四门式为最多见,它们的工作压在1000kPa 以上,筒体的直径在 2.1m 以上,舱体长度分别有 5.6m、7.4m 不等,圆门的直径为 800mm,主舱分别设座位 8 人、10 人,供潜水员进行加压锻炼或模拟潜水。当潜水员患减压病或肺气压伤等潜水疾病时可用它进行加压治疗等。潜水加压舱配备有压缩空气的供气系统,供排氧呼吸系统和各种氮-氧、氦-氧、氦-氮-氧混合气的潜水供配气系统等。对于湿舱,还有供排水系统等。

　　上部为高压干舱,其右侧部分为操作室,左侧部分为休息舱。舱的两端各有一个小的空舱,即为人员出入用的气闸(或减压舱)。下部为一个高压水舱,用以模拟深水作业的环境条件,两名潜水员正在水下做实验。上下部之间相通。水中的一个"艇"乃是一个模拟的潜水器(或潜水舱)与陆用潜水加压舱配套使用的便携式单人加压舱(简称"便携式加压舱"),即"急救运载舱"。在潜水现场没有加压舱的条件下,可用它将发生潜水减压事故而罹疾的患者,在压力下经车、艇或直升机载运后送到相应的加压舱站,在那里便携式加压舱可与陆用加压舱对接,使患者在高气压下转入潜水加压舱内进行治疗。

便携式加压舱只能容纳一人,为单门锥形压力容器,配备于潜水部门。舱体长2200mm,锥壳的最大、最小直径分别为550mm、410mm,舱室容积为0.35m³,工作压为800kPa,其近门端的顶侧设有直径为140mm的观察窗两个,舱体设有供气接插头,配有独立的供气系统(工作压为20.0MPa、12L的空气瓶2只,氧气瓶1只)。另外,还设有对讲装置、减压器及吸氧面罩,简易担架1副;舱体的一端还设置有与陆用加压舱配套的对接凸缘,起吊及安放装置。整体重量为180kg左右(其他需要及加压急救的部门亦可针对各自的特点设置这类加压舱)。

近年来,还有一种单人加压舱,采用了软质材料作为舱体,最高工作压力可达0.5MPa,即相当于水下50m的压力。由于舱体是软质材料并且舱门等部分使用新型合金材料,加压舱的整体重量较之前产品有了很大的减轻,一般由4~6人即可将整个舱转运,极大地提高了便携舱的使用范围和效率。加压及通风使用3个14L的高压气瓶作为气源,供氧则使用1个14L的氧气瓶。舱内有二氧化碳清除装置,可维持舱体在最高压力下5h,二氧化碳浓度在标准以下。舱内环境监控及通讯皆集成在一个控制箱内,操作人员可根据舱内情况调节通风量的大小。此外,舱内的通讯耳麦采用了喉震式麦克,保证了患者在吸氧的同时也可以与舱外人员进行沟通。目前,此类单人加压舱已在沿海和高原地区逐步普及。

(二)高压氧治疗舱

1.小型高压氧舱

(1)单人舱:仅能容纳一名患者,患者必须躺(或坐)在担架上推入舱内。若用压缩空气加压,患者在舱内通过面罩吸氧的单人舱为单人空气舱。若用纯氧直接向舱内加压,患者呼吸舱内氧气则为单人纯氧舱。单人纯氧舱唯一的优点是使无法通过面罩吸氧治疗的患者获得HBO治疗的条件。婴儿纯氧舱是特殊的单人舱,舱体透明,用耐压的有机玻璃圆筒制成,专供无法使用面罩的婴儿吸氧。由于纯氧的强烈助燃性,舱内任何火花均会导致严重的火灾事故。所以对单人纯氧舱的制造、使用均有严格的要求,以策安全。

(2)多人小型高压氧舱:一般指直径<2.0m,定员<6人的单舱式或双舱式氧

舱。适用于规模较小的医院或边远地区。加压时消耗压缩空气较少,配套的储气罐(瓶)容量亦可相应减小。可选用小型空气压缩机,因此建造投资相对较少。当治疗人数较多时必须增加舱的使用次数,舱的日累计工作时间延长。另外,担架进出舱门不方便,应急情况时较难处理。

2.中型高压氧舱　中型 HBO 舱一般是指直径为 2～3m 的氧舱,定员为 12～24 人的双舱式氧舱。近年来,国内大部分新建的氧舱多为中型氧舱。双舱四门式氧舱的过渡舱可兼作治疗舱用,所以既可主舱和过渡舱连通(即开舱间隔门),同时进行加压;亦可在治疗人数较少或特殊患者(如传染患者)治疗时,单独使用过渡舱。

中型 HBO 舱的配套较完善,舱内设施不仅可满足常规吸氧治疗的要求,也具备抢救危重患者所必须的条件,可配备应急供氧系统、吸痰装置、医疗监护仪器(EEG、ECG 等)的转换装置及电视监控系统等。

3.大型高压氧舱　大型 HBO 舱一般直径＞3.0m,总定额人员＞30 人,通常为由几个舱组合成的舱群,如三舱七门式的 HBO 舱。

(三)手术治疗舱

20 世纪 60～70 年代初,国内在沿海一些城市先后建成若干大型手术治疗加压舱(简称"手术舱"),直径一般为 3.2～4.4m,长≥6m,有效地坪面积≥18m²,容积为 40～90m³。舱内按手术需要配制无影手术灯和应急照明灯,麻醉器械及常规手术室设备。舱内设洗手池,水源压力比舱压高 300kPa,水源开关为脚踏和手旋双重控制,还设污水排放罐及互锁连接阀;舱内温、湿度调节应符合常规手术室要求。

手术舱可供在高气压条件下进行手术。曾作心脏直视手术,取得良好效果。但自从完善的体外循环心肺机问世,心脏直视手术完全可在常压下进行,而一般的应急抢救处置在中型氧舱内就可以解决。因此大型手术舱并不常有机会显示其设定的功能。已有的手术舱相继改成 HBO 治疗舱。现国内外均很少建造此型加压舱。

三、加压舱操纵台

医用加压舱的操纵台设于加压舱的一侧,舱内各种工况的操作机构和显示仪表以及围绕加压舱各配套系统的操纵和信号标志也集中于操纵台上。

加压舱操纵台面板上部配备有显示舱内压力、温度的仪表,舱内环境气体氧浓度的监测仪,压缩空气气源、氧气气源的压力表,还设有供氧控制阀和供氧压力表。在操纵台面板下部便于操作的部位设有加压、减压的控制阀、供氧阀、排氧装置控制阀、舱室间的平衡阀。还设有与舱内通话用的对讲机(兼监听)、紧急呼叫装置,各种操作按钮、指示灯、监视屏等都设置在操纵台的面板上。各仪器的传感器及其他需接入舱内的线路均经舱壁耐压接线柱通入舱内。为了安全,要求强电尽量不接入舱内,若强电进舱须经专设的隔离变压器供电,通入舱内照明的电源电压不得超过24V(需设电源稳压器),弱电和生物电不能共用同一个接线盒。有的 HBO 舱操作台上设有排氧流量计。

主舱和过渡舱各种工况的控制和操作是分开的独立系统,各种应急装置也都是单独配备,可集中于一个操纵台上集中控制。但仍应标志分明各占部位,以保证各自操作的独立性。同样,三舱式加压舱则在一个操纵台上分 3 个独立控制系统。

操纵台背面与加压舱舱体之间应保持一定的距离,一般为 70~80cm,以便仪表、阀门的安装与检修;操纵台的背面设有检修门,平时关闭。操纵台下设地沟,所有管道与电线通过地沟与加压舱连接,地沟必须设盖板。

加压舱操纵台的设计及布置应满足如下要求:

1.仪表布置排列整齐,监视和操作方便,仪表指示醒目,颜色美观协调。各类仪表表面多数为淡色,所以操纵台面板颜色应与仪表表面有较大的反差。

2.操纵台上的仪器安装应选用嵌装式,按仪器面板大小在操纵台上统一开孔,按主次、对称排列。

3.多舱多室的操纵台应与相应的舱室分区布置,每一分区的仪表板布局应一致。

4.操纵台上操作控制元件与其相应的显示仪表要相应集中布置,例如,氧气减压阀与减压后氧气压力表集中在一个垂直面上;空调装置的控制按钮与温度指示仪表集中在一个部位。

5.经常操作的,重要的仪表应设在操纵台的中央明显部位,其他的设于操纵台周边部位,例如,加压舱的舱压表、加压、减压截止间操作手轮、通讯话筒等一般设于中央,各个舱室的电视监视荧屏设于两边。

6.舱压表的位置应保证处于工作人员操作时的视线正视方位,不要太高、太低,以免除和减少表盘指针视觉误差。

有些 HBO 舱的操纵台上还配备了电视监视系统,操作人员可直视舱内患者的吸氧治疗情况;电视监视信号还可经同轴电缆传至医生值班室,在值班室就可了解掌握舱内情况,这对抢救重危患者有实用意义。

　　舱内压力的控制实施手动操作，为使操作轻便，有的配备了遥控加减压系统，通过气动或电动操作气动薄膜调节阀或电动调节阀，达到遥控操作。任何遥控操作甚至计算机控制自动操作都必须同时配手动操作系统备用。

　　有些新建的大、中型加压舱中，尤其是 HBO 舱，采用了微机控制的自动加、减压系统及吸氧控制中心。可按预定的工况自动控制运行，但在舱内人员复杂时，特别是对病情不一的患者进行治疗时，微机控制程序难以满足患者对停留时间和加、减压速率的不同要求。因此，医用氧舱操纵台配备自动加、减压系统实用意义不大，反而增加了设备的复杂性和故障率。

第二节　空气压缩机

　　空气压缩机是氧舱供气系统压缩空气气源的动力设备，其主要作用是将大气压缩至一定压力，存入储气罐中备用，压力及空气质量应满足氧舱内高气压环境的要求。

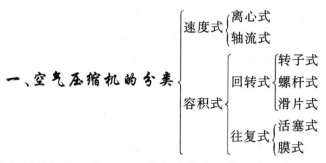

　　空气压缩机按工作原理可分为速度式和容积式两大类。

　　1.速度式　是靠气体在高速旋转叶轮的作用，得到较大的动能，随后在扩压装置中急剧降速，使气的动能转变成势能，从而提高气体压力。速度式主要有离心式和轴流式两种基本型式。

　　2.容积式　是通过直接压缩气体，使气体容积缩小而达到提高气体压力的目的。容积式根据气缸和活塞的特点又分为回转式和往复式两类。氧舱配制的空压机多数采用容积式。

　　(1)回转式：活塞作旋转运动，活塞又称为转子，转子数量不等，气缸形状不一。回转式包括有转子式、螺杆式、滑片式等。

　　(2)往复式：活塞做往复运动，气缸呈圆筒形。往复式包括有活塞式和膜式两种，其中活塞式是目前应用最广泛的一种类型。

二、氧舱用空压机特点

氧舱配套用空压机的技术参数的选择,主要是根据 O 舱容积及供气系统中储气罐容积、压力的大小来确定。一般小型舱可选择排气量在 $0.3 \sim 0.9 \mathrm{m}^3/\mathrm{min}$,排气压力为 $0.7 \sim 1 \mathrm{MPa}$ 的微型(W 型或 V 型)风冷式空压机。该机具有结构紧凑、重量轻、占地面积小、功耗低等特点;中、大型舱宜选择排气量在 $3 \sim 8 \mathrm{m}^3/\mathrm{min}$、排气压力在 $1 \sim 2.5 \mathrm{MPa}$ 之间的固定式空压机。

多人氧舱配置应不少于 2 台空压机,每台空压机的排量应满足对 1 组储气罐充气时间不超过 2h。多人氧舱应配置 2 组储气罐,每组储气罐应满足所有舱室以最高工作压力 1 次和过渡舱再加压 1 次的容量要求。单人氧舱可配置 1 组储气罐,应满足舱室最高工作压力加压 4 次的容量要求。

由于高压氧治疗技术不断完善和发展,有关规范中对氧舱内空气成份从卫生要求进行了严格的规定和限制。所以,以往采用的有油润滑空压机,严格来讲,已不能满足氧舱对空气质量的要求。有油润滑空压机在压缩过程中,气体与润滑油直接接触,致使排出气体中含有大量油份,虽经油水分离器、储气罐可分离出大部分,但仍有少量油分残留在气体中,使得空气中油分指标超标。另外,汽缸中的润滑油在高温下,极易产生积碳并积存在排气管道和储气缸中。无油润滑空压机,气缸摩擦表面不注油润滑,即气体不与油接触,避免了油的污染和积碳。目前,国内无油润滑空压机的研制已取得较大进展,其设计制造技术日趋完善和成熟,可靠性和经济性均可满足氧舱的使用要求。因此新设计的氧舱应尽量选用无油润滑空压机,现国内氧舱多选用螺杆式空压机。

三、螺杆式空压机结构及工作原理

(一)结构组成

螺杆空压机机组由电机驱动系统、螺杆压缩机头、进气系统、冷却润滑系统、油气分离器、排气系统、压缩机气量调节与控制系统、仪表控制面扳、电气及自动保护系统、安全阀等组成。

(二)工作原理

螺杆空压机的工作循环可分为吸气过程(包括吸气和封闭过程)、压缩过程和排气过程。

在空压机机头的机壳内,有一对相互平行的螺旋形槽的转干(阳转子和阴转子),在转子两端的机壳对角位置上分别开有进排气孔,阴转子的螺槽与阳转子的螺齿相互啮合,又被阳转子带动。工作时,空气经过位于动力输入端的进气口进入机壳内,当转子转过机壳上的吸气孔边缘时,一部分吸入的空气被封闭在阴、阳转子和机壳构成的螺槽封闭容积中,螺槽封闭容积随着阴阳转子的啮合运动而不断变化,螺槽封闭容积内的空气不断被压缩,同时空气在压缩过程中产生的热量又被持续喷入螺槽封闭容积的润滑油所吸收,当螺槽封闭容积减少到一定值时,螺槽封闭容积与特殊设计的排气口接通,油气混合物通过排气口排出。由于螺杆空压机的一对转子具有数条螺槽,转子的转速又非常高,所以机组的排气是连续的。

从空压机机头排出的油气混合物进入油气分离器,在分离器内通过拦截、碰撞、方向改变使大多数的油从空气中分离出来,形成的油滴聚合成较大的颗粒,在重力的作用下落入罐的下部。只剩下一些非常细小油雾,在空气流经油气分离器滤芯时,通过碰撞、弥散、拦截而在滤芯纤维上凝聚成细小的油滴。凝聚在滤芯外表纤维上的油滴,则最终汇集在滤芯的底部。从滤芯的底部引出一根二次回油管,接回到空压机的吸气腔,在压差的作用下,使聚集在滤芯底部的油流回到空压机的吸气腔。回油管上装有节流孔,该节流孔经试验确定,既保证了回油稳定,也确保气体损失最小,从而实现连续的吸气、封闭、压缩、排气的工作循环,被压缩的空气经排气口排出进入油气分离器中。

在油气分离器罐的出口下游装有一个最小压力阀,其作用是保证空压机在正常运行时在罐内建立一个最小罐压,以保证润滑油路的正常工作。在机组停机或卸载时,最小压力阀又是止回阀,防止压缩空气回流。

(三)空压机操作规程

开机

1.检查油窗油位。

2.接通电源,检查控制面板警示窗。

3.启动冷干机,检查运转情况。

4.打开充气阀。

5.关闭气液分离器排放阀。

6.启动空压机,检查运转情况。

运转

1.监视电流、气压、声响、温度、控制面板及气密情况。

2.每小时打开气液分离器泄放阀泄放一次废液。

关机（在空压机卸荷状态时）

1.打开气液分离器排放阀排污，排尽后关闭。

2.关闭充气阀。

3.按下停止键几秒后机器自动停止运转，检视控制面板、油窗油位。

4.停止冷干机，断开电源。

5.待机器冷却后排放冷凝水，维护保养。

（四）空压机的日常堆护

日常维护工作通常有下述内容

1.勤看各指示仪表（如各级压力表、油压表、油温表等）和润滑情况（如注油器、油箱及各润滑点）等情况。

2.勤听机器运转的声音，如电动机、压缩机头、排气声等是否正常。

3.勤摸各部位，觉察空压机的温度变化和振动情况，例如冷却后排水温度、油温、运转中机件温度和振动情况等，从而及早发现不正常的温升和机件的紧固情况，但要注意安全。

4.勤检查整个机器设备的工作情况是否正常，发现问题及时处理。

5.认真负责的填写机器运转记录表。

6.认真搞好机房安全卫生工作，保持空压机的清洁，做好交接工作。

对空压机操作人员要求做到

1.必须树立认真负责的思想和严谨的工作态度，管理好空压机及所属设备。

2.熟悉空压机的构造，作用原理和性能，掌握它们的安全运转规程。

3.熟悉空压机的故障现象，产生原因和排除方法，若发现不正常情况应迅速寻找原因，采取措施马上排除故障。

4.熟悉并认真执行空压机的操作规程和安全技术规范。

5.空压机操作人员应经过专门的培训，否则不能单独上岗。

第三节　供、排氧系统

供、排氧系统是医用加压舱中主要设备之一。它由供氧系统和排氧装置两部分组成；还配备有对所用氧气的压力和舱室氧浓度监测的相应仪表。目前，有条件的医疗单位的供氧在逐步改用液态氧的方式，HBO治疗舱采用这种方式更有利。

一、供氧系统

医用加压舱的供氧系统由氧气瓶、汇流排、氧气减压器、控制阀、氧气压力表、供气调节器、软管及吸氧面罩等串接而成,有的加压舱内还设立应急供氧流量计和氧气加湿器等。加压舱供氧系统的一般要求:

1.供氧系统的布置应有利于安全操作,氧气瓶不能存放或装配在加压舱旁,应在离加压舱有相当距离处设氧气瓶室(库),集合统一管理,室内应通风良好、有防火设施。供气管路通过地沟与加压舱操纵台相通,操纵台上须设置供氧压力表(压力表精度不低于 1.5 级)。

2.在满足安全使用的条件下,应尽量简化系统结构,系统结构应符合用氧要求。阀件、氧气减压器及其压力表应禁油脂;所有管道、配件必须进行脱脂处理。在加压舱操纵台上不准设置不耐压的玻璃管供氧流量计。

3.供氧流量必须满足最大吸氧流量的要求,不仅高压部分管路、减压后的供氧管路通径都应满足最大供氧流量的要求。每一组氧气气源的流量均应符合本加压舱最大吸氧情况时的使用要求。

4.供氧系统的设置应考虑到最大限度地使用氧气气源,使氧气瓶内所有剩余气体越少越好。因此在设计安装供氧系统时,应尽量减少供气阻力,保证流量,在气源压力较低情况下流量仍需能满足使用要求,在配置减压器数量和供氧分组时应合理,应具有一定的转换使用功能。

关于供氧量,可按下式估算:

$$Q_y = Q_x \cdot t \cdot p \cdot n$$

式中:Q_y——供氧量(L);

　　　Q_x——常压下呼吸气体量[升/(分·人)];

　　　t——吸氧时间(min);

　　　p——舱内压力(MPa);

　　　n——吸氧人数。

常压下每人的呼吸气量(Q_r),正常成人静息时肺通气量,一般取 10.0L/min。需配氧气瓶的数量,可按下式估算:

$$N_s = \frac{Q_y}{10 \times L \times (P_1 - P_2)}$$

式中:N_s——需配氧气瓶数量;

L——氧气瓶容积(L)；

p_1——氧气瓶供气压力(MPa)；

p_2——氧气瓶剩余压力(MPa)，一般取 0.5～1.0MPa；

10——常压(0.1MPa)换算系数。

(其余符号意义同前)

由于供氧管路具有一定容积，而且这一部分气体无法被利用，另外考虑到泄漏损失等因素，因此配备每次供氧用的气瓶数量要略有余量，估算结果应以整数(小数一律进位为整数)计。如估算结果为 2.6 瓶时，应配备 3 瓶。

现介绍供氧系统中的氧气瓶、汇流排、氧气减压器、供气调节器、吸氧面罩等如下。

(一)氧气瓶

储存氧气的钢制压力容器叫氧气瓶，是高压气瓶的一种。每一氧气瓶容积为40L，工作压 15.0MPa。由于医用加压舱的供氧系统一般不具备生产氧气的制氧机，所以氧气瓶设置为活动气瓶。使用一次必须去制氧厂充灌一次。关于氧气瓶的充灌、运输、保存、使用等必须遵照国家劳动部颁发的《气瓶安全监察规程》。

1.氧气瓶的构造和标记　氧气瓶是由瓶身、瓶颈、安全阀、瓶阀、安全帽和两个防震构成。制造高压气瓶瓶身必须使用合金钢或优质碳素钢。工作压≥12.5MPa时，应采用无缝结构。阀门采用针形阀，阀体的一侧有一个带外螺纹的出气口，用于连接充装设备或氧气汇流排接头；阀体的另一侧有爆破膜(磷铜片)，在超过气瓶允许工作压 10% 以上时即会自动破裂而安全泄压。安全帽是用来保护气瓶阀门免受撞击，设有泄气孔；防震圈由橡胶制成，用以减少气瓶的震动和对瓶外表油漆的保护。

氧气瓶瓶身漆成天蓝色，另外用黑字写明"氧气"字样。气瓶两肩部打有钢印。一侧为气瓶的制造钢印，另一侧为气瓶的检验钢印。

2.氧气瓶使用时应注意

(1)禁止敲击、碰撞。

(2)瓶阀冻结时，不得用明火烘烤，可用布多层包裹阀体后，浇温水于布上进行解冻。

(3)气瓶不得靠近热源或可燃性气体，与明火的距离不得小于 10m。

(4)不得用电磁起重机搬运氧气瓶。

(5)防止日光曝晒(尤其夏季)。

(6)瓶内气体不能用尽，必须留有剩余压力。氧气瓶按规定每 3 年检验一次，进行气瓶的水压、气压试验,并在气瓶的肩部打上合格钢印,才可继续使用,一只氧气瓶一般连续使用不得超过 20 年。气瓶的检验必须由劳动部认可的部门或单位进行。

（二）氧气汇流排及供氧管道

氧气汇流排简称"汇流排",是使用多只氧气瓶的必备装置,汇流排由汇流管、阀件、压力表及管路附件组成。汇流排分组数根据加压舱型实际情况配设,但至少应设两组。管路的设置应使任何一组的汇流排能单独向氧摞控制板供气。

氧源控制板主要有高压截止阀、过滤网、氧气减压器等组成。其主要功能与空气供气系统中的供气控制板相似,是将氧源气体过滤、减压,向加压舱操纵台输送压力稳定的氧气。氧源控制板的位置应尽量靠近汇流排。

氧气减压器设在供氧系统的氧源控制板上,氧气经减压后到达加压舱操纵台控制。对于供氧管路应遵守以下的安全要求:

1.氧气系统中的管子必须清洗后脱脂处理。通常采用四氯化碳、乙醇等溶剂作管道内外冲洗,经吹干,用低压氧吹除细末,进行逐段安装。

2.系统中所有阀件、仪表也均应脱脂处理,不得沾有油污,保持内、外清洁。

3.不得在高浓度氧气环境中有易自燃的燃料和火种。

4.杜绝用易与氧起反应的材料作密封件或附件,如垫片、密封剂、润滑剂、膜片材料、塑料等,以防止在一定温度和压力情况下加剧反应引起自燃。

5.氧气管不能靠近火源或暖气管,不能沿电缆敷设,距离油管、电缆≥0.5m。

6.氧气管子穿墙时应通过套管,其间充填石棉等防震材料。

7.氧气管路应接地,排除静电的作用。

8.供氧系统中应禁用球阀,以减少阀芯与阀座的摩擦面。

（三）氧气减压器

氧气减压器在供氧系统中又称为"一级减压器",在加压系统中常用的有 YQY 系列的减压器。

1.氧气减压器的结构原理　氧气减压器主要有高压室、低压室、调节弹簧、压力表和安全阀等组成。将氧气减压器接通氧气瓶后,氧气经进气口压力表显示氧气瓶氧压。顺时针方向转动调节手柄,主弹簧被压缩,推动橡胶隔膜弯向低压室,通过传动支杆,克服阀弹簧的力,使阀头离开阀座,气瓶内的高压气体经高压室流入低压室。当低压室的出口处于关闭状态(即停用状态),低压室气压升高,气压作用在橡胶隔膜上产生一个向下的力。此力与阀弹簧力一起克服调整主弹簧的力,使阀头回到阀座上,使高压室气体不再流向低压室。当低压室出气口打开时,低压室内压力下降,调整主弹簧推动膜片和支杆使阀头离开阀座,使高压室继续向低压室供气。如此持续维持向低压室供气,始终维持所需的使用气体的压力。

气体从小室(高压室)流到大室(低压室)起到了降低压力的作用,待大室压力稍有增高时,阀头已回到阀座而停止升压,所以它能维持低压室的压力不变。

2.安全操作

(1)安装氧气减压器时,应检查与氧气瓶连接的螺纹是否一致,并瞬时开启瓶阀,吹除杂物后再连接减压器,以免杂质带入减压器。

(2)开启瓶阀前,必须松开(逆时针方向)调节手柄,操作人员应站在减压器出气口的侧面,缓慢开启,避免因出气超过安全使用压力而发生意外。

(3)严禁接触油脂。特别是在排除故障时,注意工具及操作者衣物应无油脂,以免发生火灾事故。

(4)在环境温度较低的情况下,氧气减压器易冻结而堵塞时,不可用火烤,应用温水(70~80℃)解冻。

(5)氧气减压器只能供氧气减压使用,不得与其他介质气体混用,防止其他气体中的油脂污染氧气减压器而发生危险。

(6)氧气减压器应妥善保管,避免撞击震动,使用完毕后必须全松调节手柄。

(四)供气调节器

供气调节器在该供氧系统中又称"二级减压器"。它设于加压舱内的每个座位上,当吸氧时供气调节器自动供气,所以它又有"呼吸自动调节器"之称。它能自动地供给与周围环境压力相等的呼吸气体。当吸气负压大时,调节器内供气阀头开度就相应地增大,供氧流量就大;吸气负压小时阀头开度就小,供氧流量亦随之减小。

1.供气调节器的结构与供气原理　供气调节器是由一个壳体、一个阀头和阀座连成一体的阀杆及弹性膜组成。阀头固定在径向壳体上,一端与中压软管连接,另一端与阀杆连接,阀杆伸入壳体腔内,阀头在弹簧的作用力下将阀座上的开孔关闭。调节器壳体轴向下端与吸气软管相连,壳体轴向上端有一个上盖将弹性膜周边紧压在壳体周缘的凹槽内,上盖为开孔的金属板,上盖正中有的还设有调节螺钉。吸气时壳体腔室内压低于外界("负压"),在 $-150\sim-200\text{Pa}$ 时,弹性膜下陷,推动阀杆下移,阀头在阀杆的作用下,阀头端部离开阀座产生缝隙,气体经缝隙进入壳体腔室内,并经由吸气软管至面罩内。吸气量越大弹性膜下陷的幅度越大,阀杆下移量越大,阀头离阀座的缝隙也越大,供气流量就越大;吸气停止时弹性膜回复到原来位置,阀杆在弹簧的作用下亦自然移行到原来位置,此时阀头紧贴阀座,供气停止。外界气压升高,足以压弹性膜向壳体腔,致掀阀杆而开阀;机械力施于弹性膜亦可起此作用。

2.使用方法　调节氧气减压器,使供氧余压为 0.5MPa 时,气体的作用力和弹簧作用力使阀头紧紧地压在阀座上,因此在不吸气时调节器具有良好的气密性。若供气余压低于 0.4MPa 时,作用在阀头上的气体压力所产生压紧力减小,不能将阀头压得很严密,这时就有可能产生漏气;当供氧余压过大,超过 0.7MPa 时,压紧力过大,使阀杆下移的推力增加,弹性膜下陷所需的力也就加大,所以吸气阻力相应增大,因此使用供气调节器时,必须使供气余压维持在 0.5MPa 左右,过高过低都会造成吸气阻力增加。

对于呼吸微弱的老弱、幼儿或重危患者,为减轻吸气阻力可用上盖的调节螺钉,主动地使弹性膜预先一定程度地下陷,使阀头与阀座处于要开未开的状态,这样,患者微弱吸气也可吸到足够的氧气;但这易造成舱内氧浓度的快速升高,须小心谨慎。

（五）呼吸面具

加压舱的供氧系统中的呼吸面具包括吸氧面罩、三通管(或阀箱)及呼吸波纹软管,联系着供氧系统和排氧装置。目前的医用加压舱均采用吸、排氧双管面具,一根波纹软管接供气调节器,为吸氧管;另一根波纹软管接排氧装置,将含有高浓度氧的呼出气引出舱外,为呼气管。两根波纹管分别与三通管的进、排气端相接,三通的第三端则接吸氧面罩,形成一个与舱室隔离的呼吸系统,因此又称"隔离式呼吸面具"。

吸氧面罩用橡胶或塑料制成,有大、中、小三型,根据吸氧者的脸形大小选择,目前大都使用"一次性吸氧面罩",即给每个患者或进舱者一个吸氧面罩,每次用好后由自己清洁保存,每次使用时必须带来,不互相借用,既方便又卫生。

必须正确佩戴吸氧面罩。面罩的上部应贴合鼻骨上 1/3 处,下部套在颏下部;一根佩带扎在头顶后部,另一根扎在枕部,调节好长短松紧,以紧贴而无压痛、头部活动自如为佳。同时,张合口腔,轻拉波纹软管,检查是否佩戴正确,务使面罩腔不与舱内大气相通。

对于使用这类面具有困难的患者(如气管切开术、脸部手术或受伤者)则可改用头罩吸氧;头罩有硬式、软式两种,供氧方式均取"持续供氧法"(使用供气调节器上的调节螺钉);对于婴儿、在无法进婴儿纯氧舱的情况下,可采用此法。

二、排氧装置

舱内人员吸氧时,吸入气为 99.5％以上的氧气,呼出气的氧浓度在 80％以上。若将呼出气排放在舱内,则短时间内舱内气体中氧浓度会升得很高。当舱内具有一定的压力且氧浓度超过 25％时,有明火、电火花、甚至静电火花都可引起火灾;而且,舱内氧浓度高时,患者在吸氧间歇期内所吸入的仍是"中毒水平的富氧",所以称呼出气所造成的高浓度氧为"氧污染"。国内外有关标准规定加压舱内氧浓度不得超过 25％(有的国家规定不得超过 23％),是合理的。因此,舱内人员吸氧时呼出的"废氧"必须设法排出舱外。最初采用加强舱内的通风,但既费气又增噪声。

最早的将呼出气排出舱外的设备是用一皮囊收集,待皮囊充满时,经一通舱外的节流阀定期的排放,此法称为"皮囊式排氧装置"。经逐步的改进,逐渐形成目前最常用的流量控制排氧法和自动控制排氧法。

(一)流量控制排氧法

流量控制排氧法又称"管道排氧法"。呼出气经软管呼入一大口径管道内,该管道设计成可容纳一口呼出气体的容积,该管道的两端(或一端)口于舱内,有旁管通舱外,利用舱内外的压差,通过舱外排氧阀控制排放流量(一般用转子流量计)将呼出气引出舱外。

正常成人常压的呼出气量按 10L/min 计,若在舱压为 0.15MPa,则排气流量应大于 25.0 升/(分·人),则流量计读数应调节到 1.5 立方米/(小时·人),两人调节在 3.0m³/h……多人次则依次类推。此法若控制得好,能有效地控制舱内的氧浓度不超过 25％。

(二)自动控制排氧法

此法的主要部件是自动排氧调节器。在舱内每根呼气管与排氧总管之间加设一个自动排氧调节器。其作用原理与供气调节器正好相反,即膜片上受到正压差时(呼气状态)排气阀杆将阀头打开,使与呼气管相通的腔室与排氧总管相通。排气总管与舱外环境相通,即排氧总管内始终是常压。不呼气时,膜片回到原来位置,带动排气阀杆、间头随即自动关闭。因此排氧调节器的动作是与呼气动作同步的,呼气时自动排气,不呼气时则自动关闭,所以有"自动排氧调节器"之称。此装置具有不需要操作,舱内环境气体基本不因排气而消耗,各人使用互不干扰,呼多少排多少,使用方便;但由于调节器的排气动作要靠呼气的力量为动力,因此对呼气具有一定的阻力,尤其当舱压较低时(<0.06MPa)阻力明显加大。

三、液态氧的应用

液态氧的技术已被医院接受,也运用到了加压舱的供氧系统中。即氧气由储存在低温液态氧储槽中的液氧经汽化后供给,低温液态氧储槽(罐)也属压力容器中的一种特殊形式。

液体的分子逸出液面而成为气体分子的过程称为汽化过程;汽化的逆过程是气体分子相互吸引而凝结成为液体的过程,即称为液化。汽化和液化是气-液相变的两种相反的过程。只有当气体的温度降低到一定值以下,才能等温地压缩成为液体,这一温度称为气体的临界温度(T_c)。氦、氢、氧、氮等较难液化的气体,其临界温度很低。

(一)液态氧使用系统的结构

液态氧储存和使用系统的结构主要由低温液体储槽和汽化器两部分组成。

1.液氧储槽　液氧储槽外形多为筒形,有立式、卧式之分,也有球形储槽。与加压系统配套使用的大都选用了 ZCF-1200/8 或 ZCF-3500/8 立式储槽。即储槽的容积为 1200L、3500L,工作压为 0.8MPa。这种类型的储槽为双层壁真空粉末结构,内筒选用不锈钢制成的压力容器,两层壁间充填粉末并抽成真空,在两层壁腔间装有一导管,引出于外壁下方,连真空阀及真空泵,其顶部装有一外壁防爆装置。

内筒延伸向外壁的管路由液体进出口回路、液体输出口及增压器回路(包括防爆装置),容量指示装置等。

向储槽储低温液态氧时,通过液体进出口输入内筒。输入前必须清洗内筒并排放内筒的气体。输出时,阀开启后液态氧流向汽化器,经汽化供使用。有时液态流出量太少,需增大流量,特别是内筒刚刚充满液态后内筒预部空隙小(即汽化压力小),往往需要借助增压器二打开增压器的间,流经增压器(即为一个小型的汽化器)的液体氧汽化产生的气压从内筒顶部增加筒内液面上的气压,从而增大液体排放流量。在液体输出管路中增设一个通向内筒顶部的回路和减压器,中间设一个止回阀和控制阀(常称"通过阀"),通过减压器的调节也能增加流向内筒的汽化压力.起到增大液体流出量的作用。

2.汽化器　汽化器由直径为 22mm 的不锈钢管及吸热片盘制而成,主要用于加热液态氧,使之汽化,汽化器有空气加热式、蒸汽加热式、电加热式等。用于加压舱者一般选用 QQ-50 型空气加热汽化器,50m³/h,最大工作压为 1.57MPa,其出气管接于气瓶供氧的氧气减压器出口,即可向加压舱内供氧。

(二)液氧储槽的使用及注意事项

液氧站的操作人员必须熟悉低温液体储槽的结构,了解其每个组件的作用,严格遵守液氧汽化过程的安全操作规程,在操作和维护中必须严禁油脂。液氧储槽的使用包括向储槽内充液和向汽化器放液(即使用氧气)。向储槽内充被由制氧单位用槽车运送液至使用单位实施。充液又分为重新充液和补充充液。重新充液时必须先充少量液氧,使储槽内逐渐冷却后放空,再缓慢地充液。或开始时边充,边放;稍后可关闭放空阀,直接充满至储槽顶。补充充液与重新充液的操作过程大致相同,不同的是补充充液一开始就可进液。

向汽化器供液:则直接打开液体出口阀即可。若要增加液流量,则需开增压阀来调节。

使用中的注意事项:

1.操作人员上岗前应进行安全教育及操作技术训练。

2.操作人员必须了解液氧的特性,熟悉设备和操作规程,在发生故障时能采取紧急措施。

3.储槽管道系统不超压运行,发现异常压力上升,必须及时处理。

4.液态氧与气态氧都是强烈的助燃剂,应严禁油脂、明火、易引起火花的电路和可燃物品与之接触。

5.充液时,槽车必须处于完全有效的止动状态,并设明确的禁火标志。

6.管道、阀门结冻时,用 $700\sim800℃$ 热空气或温水解冻,严禁用铁锤敲击、火烤。

7.设备要检修时,必须排尽液氧,并用无油的氮气或空气吹除内腔的氧气,待内腔气体中氧浓度低于 21% 时,方可动用焊具。

8.操作人员上岗时应戴好相应的劳防用品,防止低温冻伤肌体,操作人员的衣物及工具不应沾有油脂。

9.在储槽附近必须备有消防设备,并经常检查备用情况。

10.操作人员必须遵守各项规定的操作程序,不得违反。

四、控氧仪

供氧系统在舱内部分的气密性,排氧装置在舱内的性能好坏,吸氧者吸氧时面罩戴得正确与否都将直接的影响到舱内环境的氧浓度。控制舱内的氧浓度,须先监测舱内的氧浓度,一旦超过,必须发出报警,引起注意,及时解决。所以说控氧仪是供、排氧系统中的监察器。

控氧仪的型号繁多,但都采用极化电流通过放大显示的原理测氧浓度。控氧仪主要由传感器(氧电极或称"探头")、放大显示器组成,有的控氧仪还配设记录装置。

氧电极以封闭在玻璃管内而端面露出玻璃管的铀为阴极,以银电极(含银99.999%的高纯银)为阳极。玻璃管置于银电极内,外壳有四氟电极套及厚度15μm 的透氧膜(四氟乙烯薄膜)。在电极与电极套透氧膜之间,盛有浓度为5%的高纯氯化钾溶液,在阴极与阳极之间施加0.65V 的极化电压。由于透氧膜紧贴铀丝,透过薄膜而扩散过来的氧分子和电极附近的溶液很快达到平衡。这时在电极附近溶液的氧浓度就等于被测试样中的氧分压,在极化电压的作用下,使溶解的氧分子还原,然后再以阴极为中心形成扩散层,同时产生扩散电流,在极化电压下发生反应。

$$阴极:O_2+2H_2O+4e\rightarrow4OH^-$$
$$阳极:Ag+Cl^-\rightarrow AgCl\downarrow+e$$

这种电流与被测气体中的氧浓度呈线性关系。在铀丝阴极上产生的氧电流信号,经微电流运算放大器(主机)放大后,由数字二极管(即 LEB)显示出被测气体的氧百分浓度(或氧分压)。为了克服被测气体温度变化而引起的测量误差,氧电极采用了温度系数热敏电阻进行温度补偿的技术。

使用方法:

为了正确监测加压舱内气体的氧浓度,必须设立合理的采气装置,舱内的采气口必须设置于舱室的中央部位(不可设于舱底或排气管道等处)。

1.插上电源,打开电源开关,电源指示灯亮,此时仪器必须调零,进行定标,定在21.0%;然后再将仪器调到测试档。

2.打开舱内气样阀,显示舱内被测气体中的氧浓度。

3."下限预置",即设定下限值在"18.0",当氧浓度低于该设定值,仪器便发出声光报警信号;"上限预置",即设定上限值在"25.0"当氧浓度高于该设定值,仪器亦会发出声光报警信号。操作者得知警报,即按下"暂停"按钮,必须及时调整舱内的氧浓度。

4.氧电极是控氧仪的换能器,是关键部件,必须充分注意保持氧电极、薄膜、电解液的清洁,切勿污染。长期停用者最好用塑料袋包装好置于避光处保管。一只保养得好的电极可连续使用一年。

　　5.发现反应迟钝,定标后有明显漂移,可能系电极头有水蒸气或异物过多所致,可用脱脂棉蘸少许无水乙醇沾去水汽或异物,若仍有问题,则要更换氧电极。

　　6.发现无法定标,可能系电极中电解液干涸、薄膜破裂引起;也可能因阴、阳电极漏电所致,需更换电极。医用加压舱的各舱室根据规定必须是每个舱室配一套控氧仪,每个舱室的采气样口、舱室的不同部位设两个以上"探头"。

第四节　高压氧设备管理制度

一、机房管理制度

机房管理制度包括以下内容。

　　1.无关人员不得擅自进入机房。

　　2.机房内不得存放易燃物品和其他杂物。各种油料应放入专用容器存入油库或指定地点。

　　3.机房内应设有消防器材,并定期维修保养及检查更换。

　　4.机房内严禁吸烟,明火作业时应有专人警戒。

　　5.机房内的机械设备必须有专人负责管理,使机械设备保持完好状态,出现故障要及时排除。

　　6.机器运转过程中,操作人员不得擅自离开岗位,应经常监视各种仪表的工作情况并做好记录。

　　7.机房管理人员离开机房时,应切断电源,关好门窗。

　　8.保持设备和室内清洁整齐。

二、供氧管理制度

供氧管理制度包括供氧间管理制度和液氧贮槽管理制度。

(一)供氧间管理制度

1.无关人员不得入内,氧气设备应指定专人负责管理操作。

2.室内应经常通风。冬季室内温度应保持在18℃左右。

3.严禁烟火。设备检修需明火作业时,必须将所有氧气瓶移出供氧间,系统内的氧气必须彻底排除。

4.操作人员不得穿钉鞋,不得带火种和易燃物进入供氧间。室内应备有灭火器材。

5.供氧间的照明应使用防爆灯及开关,或者将开关设在室外。门窗应朝外开,并加防护。

6.操作人员必须熟悉供氧流程和减压器的使用方法,具有熟练安全操作技术。

7.严禁双手及衣服沾有油脂或戴有油脂的手套去操作氧气设备,所使用的工具须经脱脂处理。

8.供氧间的工具应固定专用,不得随意挪作他用,以免沾有油污。

9.氧气瓶在装入汇流排之前,应将气瓶出口清理干净,以免尘土等带入供氧系统。

10.开关氧气阀门时,动作应缓慢。使用后瓶内应留有不低于 0.1MPa 的余氧。

11.用后的氧气瓶和待用的氧气瓶应有明显标记并分开存放于室内,以避免烤、晒、雨淋、破坏等不安全因素。

12.氧气瓶在运送和装卸时,应戴好瓶帽,并应避免碰撞。

13.严格执行交接班制度,做好使用记录和统计。

14.严格按照《气瓶安全监察规程》的有关规定管理和使用氧气瓶,并定期检查。使用前应检查氧气合格证、瓶色(天蓝色)及有无异味。

(二)液氧贮槽管理制度

1.贮槽及附属设备必须指定专人负责操作及维修保养。

2.贮槽间及周围环境内严禁烟火。

3.任何人员不准携带火种进入贮槽间。

4.操作人员必须熟悉贮槽及附属设备的结构、性能和操作规程。

5.无关人员不得入内。

6.每天须检查内筒压力的变化,1 号槽不超过 0.7MPa,2 号槽不超过 0.8MPa。当发现超过规定压力时,必须及时打开放空阀降压。

7.贮槽液面最低到 $0.5m^3$ 之前,应及时联系氧站来加注。

三、供气管理制度

供气管理制度包括如下内容。

1.贮气罐、油水分离器和空气过滤器应按规定办理压力容器使用登记手续。

过滤器内的填料应定期更换(每年至少一次)。

2.指定专人负责使用管理。

3.罐内的空气贮量应满足每天开舱治疗的需要,并应储存、净化12小时后方可使用。

4.开排气阀时,动作应缓慢柔和。

5.定期进行排污保养。

6.保持室内和设备的整洁。

7.定期(每年一次)检验、分析罐内气体卫生质量,确保压缩气体清洁无害。

四、配电及供电管理制度

配电及供电管理制度包括如下内容。

1.配电间,无关人员不得入内,室内不得存放其他物品。

2.配电屏和配电箱操作人员,必须了解和掌握配电原理、安全操作知识和维修保养技术。

3.配电屏和配电箱应经常擦拭,保持清洁。

4.配电屏和配电箱附近应备有消防器材,并加强维修保养,以防失效。

5.配电屏周围应铺设绝缘胶板,配电屏应装栅门。

6.检查时,特别是检修时,应设有"正在检修,切勿合闸"的标牌,以防止发生意外事故。

五、高压氧舱保养与维修制度

为保证高压氧舱的正常和安全运行,高压氧舱的保养与维修工作具有十分重要的作用,国家有关部门也就此作出了许多相应规定。但是,目前仍有些氧舱单位在不同程度上忽视高压氧舱的日常和定期保养,也有个别单位不遵守维修的操作规程,这些都是造成氧舱安全事故的隐患,应引起高压氧舱工作人员的高度重视。

(一)日常保养制度

1.保证各舱室正常开舱使用所必备的条件。

2.保证氧舱各附属系统设备正常运行所必备的条件。

3.保证压缩空气系统和供氧系统所规定的压力值及储气量。

4.定期对动力机械系统添加或更换润滑油,对空调装置添加制冷剂。

5.操作人员应严守岗位,随时巡视设备运行情况,并对各系统设备在安全运行中进行外部巡视。

6.设法排除设备在运行中出现的一般性故障。

7.对储气罐、油水分离器、空气过滤器、空气冷凝器等定期进行排污处理。

8.开机及停机时应检查各阀门开关位置是否正确。对氧舱应急排气阀手柄应经常拉动检查,防止锈死。

9.经常擦拭设备以保持清洁,不得留有油污及水滴。

10.各种仪表应按期送检。

11.作好每班工作记录。

(二)维修工作制度

1.维修工作要尽量保持设备的完整性。安装时,要注意清除异物;安装后,注意检查有无漏装、错装,特别要注意电气设备的正确接线。

2.维修时,带电设备一定要先断电源,并挂上警示标志,以防他人合闸。带电作业时,除选用合适的安全工具外,并由一人监护,一人工作。

3.拆卸压力容器时,一定要先行卸压,防止伤人事故。加压舱系统需维修时,一定要在患者出舱后,方可进行。

4.机器设备安装完毕后,须反复试机。试机前,应清理好场地;试机时,要有专业人员在场。大修后的空气压缩机还要进行磨合运行。

5.机器设备大检修时,对调整或更换的器材、零件及改换的项目等,均应详细记录,作为本单位高压氧治疗设备的技术档案资料。

(三)定期检修制度

高压氧舱设备除需进行上述日常保养和维修外,并需每年进行一次系统维护,三年进行一次中修,十年进行一次大修。

1.一年期维护　在完成常规保养的基础上,每年均应进行一次系统维护。

(1)安全阀、压力表送当地锅检计量局校验。

(2)检查舱体气密性,同时检查测氧仪的可靠性及氧浓度超标报警的准确性、可靠性。

(3)检查应急卸压阀的动作情况。

(4)检查供氧系统完好情况。

(5)检查应急电源供电情况。

(6)检查电器设备接线情况。

(7)检查接地线,接地装置和测量接地电阻。

(8)检查观察窗、照明窗以及透明氧舱的简体等有机玻璃构件,如发现有老化银纹现象时,应及时更换。观察窗、照明窗经 5000 次以上加、减压操作,或使用时间达 10 年者应予更换。透明氧舱简体经 5000 次以上加、减压操作,或使用时间达 5 年者应予更换。

2.中修　每三年进行一次。

(1)对氧舱机械设备进行部分或总体解体、检查、清洗、换油、修复或更换超限的易损零件、部件,测试机械性能。

(2)清洗氧舱空气循环系统、更换空气净化的过滤填料。

(3)检查氧舱外观有无破损,保温层是否完好,焊缝、管道接头及法兰、阀门等有无泄漏。

(4)检查舱门、递物筒、观察窗密封垫圈有无老化,必要时进行更换。

(5)检查、检修氧气减压器、调压器截止阀。

(6)检查、检修电器系统。

(7)检验各压力系统的压力仪表、供氧系统及测氧仪(每年 1 次)。

(8)检查、校验各系统安全阀(每年 1～2 次)。

(9)检查各舱室加减压性能,进行气密性试验和紧急减压试验。

(10)校验消防和应急呼叫装置(如果设置)。

3.大修　每十年进行一次。

(1)完成中修的各项内容。

(2)对氧舱机械设备进行解体,全面检查、修理和试验。

(3)对所有电动机进行检修、清洁和轴承换油。

(4)从外观看氧舱有无局部变形等异常情况,如有严重锈蚀,应进行彻底除锈防腐,同时应进行壁厚测量或焊缝无损伤检验。

(5)更换观察窗有机玻璃。

(6)检修各系统阀门。

(7)检修氧舱全部电器设备,测试电源线路绝缘电阻,检查配电屏内电器元件的固定和接触是否良好,性能是否正常。

(8)氧舱总体测试。

(9)氧舱总体重新喷漆。

(10)氧舱的储气罐、过滤器、油水分离器按压力容器安全监察规程进行检验、登记。

第五节　高压氧设备安全管理

一、氧舱设置

1.凡是使用医用氧舱的单位,必须是该省《医疗机构执业许可证》持有者。

2.在购置氧舱时必须向取得国家质量技术监督局颁发《AR 5级压力容器制造许可证》的单位购买。

3.制造单位必须向使用单位提供下述资料:①《医用氧舱产品合格证书》,内容包括舱体和配套压力容器的合格证书和质量证书,医用氧舱各系统检验、调试的报告,医用氧舱所用安全附件和仪器、仪表的产品合格证。②医用氧舱使用说明书。③医用氧舱竣工图,包括:医用氧舱总体布置图。舱体及配套压力容器总图,供氧、供气系统流程图,电气系统原理图和接线图;单人医用氧舱提供舱体竣工图。④监检单位出具的《医用氧舱产品安全质量监督检验证书》。

4.空气加压氧舱安装调试好后,要有所在地的地(市)级以上质量技术监督行政部门和卫生行政部门(湖南省高压氧质控中心)的代表,并应有生产厂方、医院代表共同参加验收,并出具验收报告。

5.使用单位凭有关资料到所在地的地(市)级质量技术监督行政部门办理使用登记手续,并领取《医用氧舱使用证》,且报省卫生行政部门备案。

二、氧舱的安全使用与管理

1.在医院领导和医务部门的直接领导下开展各项设备管理工作。

2.医用氧舱日常维护保养由各医院专职或兼职设备维护工作人员负责。氧舱的大修由指定的专业厂家负责。

3.医用氧舱使用单位应配备满足日常维护保养需要的专用维修器材、工具和物料。

4.医用氧舱设备系统必须维持正常工况,不得带病工作,定期进行维修保养。

5.医用氧舱的维修与保养只能在非治疗期间进行。

6.医用氧舱使用单位应结合本单位情况,制订医用氧舱安全管理、安全操作和岗位责任等制度。

7.氧舱工作场所,如治疗厅、候诊室、机房、氧气房等,均需设固定的消防器材,并严禁吸烟。氧舱应设有兼职消防安全员,并定期检查消防器材和安全状况,及时消除隐患,确保氧舱安全。

8.医用氧舱使用单位不得自行改变舱体结构、供(排)氧系统和供(排)气系统;也不得自行改变原设计的医用氧舱加压介质和增加舱内吸氧面罩。

9.所有在用的各型氧舱均必须通过医用氧舱安全技术检查,未经检查或检查不符合要求的氧舱应一律停止使用,检查结果由氧舱使用单位报湖南省医用高压氧质控中心备案。

三、氧舱查验制度

1.在每舱治疗前必须由设备维护者和操舱者遵照查验制度认真查验,并填写氧舱查验表和双方签名。

2.在开舱前进行供电、供气、供氧及舱内照明、通讯、报警、氧浓度监控、彩色电视监控、空调及每个座位的吸排氧装置进行全面检查。检查完毕后立即填写查验舱,如合格才可准许操舱人员开舱。

3.对查验中所出现的问题应及时处理,如暂不能处理者,应立即报告负责人。

4.治疗完毕设备维护者对所用舱体进行验舱,验舱内容为照明、报警、通讯、氧浓度监控、摄像、空调、吸、排氧装置等。经验舱发现设备故障必须及时维修。

四、氧舱对压缩空气和氧气的要求

1.必须有足够的压缩空气和氧气贮备。大、中型氧舱的压缩空气贮量不能少于所有舱室加压一次和过渡舱再加压一次的要求,小型氧舱贮备的空气贮量必须满足舱室加压两次的要求。

2.医用氧舱所使用的压缩空气要求:①无油;②无杂质;③无味;④无有害气体;⑤冷却。压缩空气中,各种有害气体的浓度,不得超过表 2-1 所示限度。

3.氧舱所使用的氧气必须是医用氧或液态氧。

表 2-1　压缩空气中有害气体浓度限度表

成分	二氧化碳	一氧化碳	碳氢化合物(油蒸气及油的液态、固态粒子)
指标	<0.05%	≤0.001%	≤5mg/m³

第三章 高压氧科室的管理制度

规章制度是用文字形式对各项劳动操作和管理工作的要求所做的规定。高压氧科室管理制度是高压氧治疗工作内容、工作程序和工作方法的条理化、定型化，是科室工作人员必须遵守的行为规范和准则。违反规章制度，就会造成管理混乱，因此各项制度必须得以认真贯彻执行。

一、高压氧科室安全管理制度

1.经常进行安全教育，不断增强医务人员安全意识和职业责任感，自觉地遵守各项安全管理制度。

2.建立健全各项安全管理制度，如机房安全管理制度、维修安全管理制度由科室安全员督促检查、促使措施落实。

3.严格遵守劳动纪律，操舱人员必须坚守岗位，不看书报、不做私事、不扯闲谈。

4.操舱人员应严格遵守操作规程，未经医师同意，不得随便更改治疗方案。

5.每次治疗前，操舱人员必须对每个进舱人员进行认真检查，不得使火源、易燃、易爆及产生静电火花的物品带入舱内。

6.机房人员应经常检查、定期保养和维修各种设备，使保持良好工作状态。不得让机器及设备带病工作。

7.未经本科室工作人员同意，不得随便进入治疗厅和机房。严禁任何人在大厅、更衣室和机房吸烟。不得在暖气片上烘烤衣物。

8.如设备发生故障，禁止在设备工作状态下进行检修，防止发生安全事故。

9.定期更换灭火器，以保持良好的备用状态。

二、高压氧科室工作制度

1.高压氧科室承担全院门诊、住院患者的高压氧治疗任务。

2.高压氧科室承担本院医疗、科研、教学等各项工作,并应认真完成上述各项工作任务。

3.科室应建立交接班制度、学习制度、病案讨论制度及三级查房制度等。

4.高压氧科室特别注重安全管理,包括设备安全管理、治疗安全管理以及患者的安全管理等,并应分别制定安全管理制度,科室定期检查。

5.高压氧科室工作场所内严禁吸烟。

6.非本科室工作人员未经许可不得进入高压氧治疗区和机房、氧气房等处。

7.高压氧科室实行首诊负责制,不得以任何原因推诿患者。对于抢救危急重症患者,不得以经济等原因延误患者治疗。

8.高压氧科室负责全院住院患者和急诊室的会诊工作。一般患者会诊应于接到会诊通知单后 3 天完成会诊,急诊会诊应于接到通知后 20 分钟内到达急救现场。

9.健全各级医护及技术人员的管理、培养制度,并定期考核。

10.加强对进修人员的培训和管理工作,建立培训计划,明确指导教师,并应于结业前对进修人员进行考核,鉴定。

三、进舱人员管理制度

1.患者和陪舱人员必须经高压氧科室医师检诊同意,并持卡登记后,方可进舱。遵守治疗时间,以免延误治疗。

2.进舱前应排空大、小便,更衣换鞋,不得穿着化纤衣物进舱。

3.严禁带入火种及其他易燃、易爆物品。

4.不得带入钢笔、手表、提包、BP 机和移动电话等与治疗无关的物品。

5.在加压过程中,不断做好耳咽管调压动作,如捏鼻鼓气,吞咽、咀嚼等。如耳痛不能消除者,应立即报告操舱人员。

6.要熟悉吸氧面罩及通讯装置的使用方法。

7.治疗时出现任何不适,应及时报告,听候医师处置。

8.保持舱内整洁,不随地吐痰和乱扔果皮纸屑。

9.不要在舱内喧闹,不要擅自扳弄舱内设备,以确保安全治疗。

10.减压过程中严禁屏气。

四、氧舱消毒隔离制度

1.压缩空气和氧气必须符合卫生学标准。

2.使用1人多次吸氧面罩,患者每次用后及时清洗,用前酒精擦拭。

3.每次治疗结束后应通风换气,及时清扫、拖地,舱内用紫外线照射30分钟。

4.舱内使用的痰盂、便盆、垃圾筒每天应用10％"84"溶液浸泡,然后清水冲洗。

5.氧舱体表应定期清洁,内壁应定期用消毒液擦抹。

6.患者专用衣服、鞋子每疗程应更换一次。

7.确诊为气性坏疽、破伤风芽孢杆菌感染者,严禁与带有伤口的其他人员同时进舱。患者出舱后,舱室必须进行以下严格消毒处理:

(1)空气消毒:每100m³ 体积用乳酸12ml熏30分钟,通风后再用紫外线消毒30分钟。

(2)舱室内壁、地板和舱内物品用1％过氧乙酸溶液擦拭。

(3)舱室经彻底扫除消毒后,作空气培养,3次阴性后方可供他人使用。

(4)被服用1％～2％过氧乙酸溶液浸泡120分钟,煮沸60分钟,再送洗衣房洗涤方可使用。

(5)所有敷料彻底烧毁。

8.每周清洗消毒呼吸三通管及吸、排氧软管一次,用1∶200"84"消毒液浸泡后,用洗衣粉擦洗,再用清水冲净,晾干备用。

9.每月进行舱内空气培养。

10.传染病患者应单独开舱治疗,严禁与其他患者同舱治疗。治疗后应进行消毒处理。

五、高压氧从业人员卫生保障制度

1.定期进行健康检查。

2.凡患有以下疾病者,一般不宜从事高压氧专业工作。

(1)减压病及其后遗症。

(2)自发性气胸、肺大泡、重度肺气肿。

(3)高血压病、心脏传导阻滞、病窦综合征。

(4)重度贫血、出血性疾病。

(5)化脓性中耳炎、耳咽管阻塞。

(6)癫痫、精神失常。

(7)氧中毒。

3.加强体格锻炼,注意营养,增强体质。

4.初次进舱或脱离高气压环境超过 3 个月者,应先行加压锻炼(0.2～0.3MPa、30 分钟),适应者方可从业。

5.为适应高气压环境和降低减压病发生率,应每月进行一次加压锻炼。

6.执行陪舱任务者,进舱前充分休息、情绪饱满,并无明显不适。月经期、孕期、过度疲劳者暂不陪舱。

7.陪舱结束后,应就地休息观察半小时,如有不适,应及时检诊,及时处理。

8.如条件许可,陪舱人员出舱后应进行热水浴,进食热饮。

9.进舱频度每日不超过一次,如确有特殊情况需要,亦应相隔 12 小时以上再次进舱。

10.每次陪舱后,酌情休息半天。

11.凡进入高气压特殊环境下工作者,应由有关部门发给进舱补助费。因救治需要而陪舱的相关科室医务人员,应由有关部门按入舱小时发给补助费。

第四章　高压氧在急症中的应用

第一节　一氧化碳中毒

一氧化碳（CO）俗称煤气或瓦斯，是含碳物质燃烧不完全而产生的有毒气体，是属于抑制呼吸酶、亲血红蛋白的窒息性毒气。机体因吸入一定量的一氧化碳后危及人的健康，呈现特异的症状与体征，甚至危及生命时，称一氧化碳中毒。一氧化碳中毒导致的智残和死亡居各种意外中毒的首位。严重危害人类的健康。

一、病因病机

1.一氧化碳的理化性质与临床意义：CO 难溶于水，若环境中 CO 浓度超过 0.05％即可引起人、畜中毒。若达到 12.5％时遇明火可发生爆炸。CO 为无色、无臭、无味、无刺激的气体。CO 这些性质导致 CO 容易发生中毒，毒物在环境中，甚至毒物已侵入人体还不被发现，必须要等中毒症状较重时才会发现，所以 CO 中毒时如不是被别人及时发现，一般中毒较重。当发现自己中毒时可能已经无力自救。CO 比空气略轻（比重 0.967），这一点对临床诊断有意义，由于 CO 的比重较 O_2 轻，因此位置高的地方 CO 浓度高，中毒较重。曾有 4 人睡在一间房内 CO 中毒，被人撬开门时，一人爬在窗台上已经死亡，躺在床上的两人处于深昏迷，瞳孔散大，一人倒在门口处意识朦胧。说明开窗者想开窗但已全身无力没有打开，就倒在窗台上，由于位置高，CO 浓度高，缺氧严重，结果死亡。最轻的是去开门者，开门虽然没有成功，但他是倒在地面，位置低，CO 浓度低，所以中毒相对较轻。

2.环境中一氧化碳中毒主要来源为职业性和生活性两大类。

（1）职业性的一氧化碳中毒：指生产劳动过程中发生的 CO 中毒。CO 是一种工业原料；有工厂专门生产 CO。在生产和运输过程中可发生 CO 泄漏，引起中毒。职业性的 CO 中毒多发生在钢铁工业（CO 为炼钢原料）和军事（火药、炸药爆炸所产生的气浪中 CO 含量可高达 30％～60％，故坦克、碉堡、坑道等通风不良的地方射击、开炮可能引起 CO 中毒)等。

(2)生活性一氧化碳中毒:见于家庭取暖煮饭使用的煤炉和火炉置于密闭的居室内,由于燃烧不充分,炉盖不严,烟囱堵塞,门窗紧闭时,发生一氧化碳中毒。因多由燃煤所致中毒,故也称煤气中毒。现在城市居民多使用燃气热水器洗澡,由于安装及使用不当常发生急性中毒,但石油液化气和天然气中毒机制与一氧化碳中毒不同,应予以注意。

3.中毒机制

(1)由于 CO 与血红蛋白亲和力比氧与血红蛋白亲和力大 250～300 倍,故 CO 很容易从氧合血红蛋白(HbO_2)中将氧排挤掉,形成碳氧血红蛋白。碳氧血红蛋白不但没有携氧能力,而且还妨碍氧合血红蛋白解离,阻碍氧释放,造成全身缺氧。

(2)碳氧血红蛋白妨碍氧向线粒体弥散,使线粒体因缺氧而能量合成停止并发生水肿,进而造成细胞功能和结构的损伤。

(3)CO 与细胞色素 P_{450}、a_3 结合,破坏细胞色素氧化酶传递电子功能,阻碍生物氧化过程,阻碍能量代谢,造成细胞内窒息。

4.病理改变:CO 中毒引起的是氧化代谢障碍,所以:①CO 中毒是全身性;②氧化代谢旺盛的器官组织损害较重,大脑受损最为严重,其次是心肺和肝脏。对各个器官主要的病理生理改变如下:

(1)大脑:急性期可有脑水肿、脑出血;慢性期基底节坏死、脱髓鞘病变。

(2)心脏:急性期可有心肌坏死;慢性期常冠状动脉粥样硬化、心肌梗死。

(3)肺脏:原发性肺水肿;昏迷患者可有继发性吸入性肺炎。

(4)肝脏:慢性反复接触 CO 者常肝小叶坏死。

(5)肾脏:肾实质可发生退行性病变和坏死。

(6)肌肉:可有肌肉出血、肿胀、横纹肌溶解等。

(7)骨骼:慢性 CO 接触者可发生低氧性骨髓增生。

(8)皮肤:可有红斑、水疱、坏疽。

二、临床表现

1.按症状轻重分

(1)轻度中毒:中毒时间短,血液中碳氧血红蛋白为 10%～30%。表现头沉、头晕、耳鸣、恶心、呕吐、心悸、四肢无力,双颞部为主的搏动性头痛,患者脱离中毒环境,吸入新鲜空气后,症状迅速消失。

(2)中度中毒：中毒时间稍长，血液中碳氧血红蛋白占30％～50％，在轻度中毒症状的基础上，可出现面色潮红，口唇呈樱桃红色，脉速、多汗、全身肌张力增高，大多数患者有轻度意识障碍如烦躁、谵妄、浅昏迷等。如脱离中毒现场，经抢救后意识可迅速恢复，2～3天后症状可消失。

(3)重度中毒：发现时间过晚，吸入CO过多，或在短时间内吸入高浓度的CO，血液碳氧血红蛋白浓度常在50％以上，患者呈现中度、深度昏迷。面色潮红，呼吸深快有鼾音，口周有呕吐物或白色或血性泡沫，脉搏快、神志不清，压眶反射、角膜反射随昏迷加深而减弱或消失。双肺大量水泡音。四肢肌张力增强，多伴有阵挛性强直性痉挛。四肢反射活跃或亢进，腹壁反射、提睾反射消失，双侧病理征阳性，大便失禁，尿潴留多于尿失禁。严重患者可发生：肺水肿、成人型呼吸窘迫综合征、急性心力衰竭、尿毒症、DIC等。

2.按系统分类

(1)神经系统

1)中毒性脑病：全脑症状：神经系统抑制症状，如不同程度的意识障碍（昏睡、昏迷）和呼吸、循环抑制；刺激症状：如精神症状、抽搐和癫痫等；局灶表现：如偏瘫、单瘫、震颤等。

2)脑水肿：表现意识障碍，呕吐，颈抵抗，眼底检查可见视盘水肿。

3)脑疝：昏迷加深，呼吸不规则，瞳孔不等圆，光反应消失。

4)皮层(质)盲：中毒引起双侧枕叶的梗死、缺血。表现为双眼视力减退或黑蒙，瞳孔对光反射存在，精神状态较好。

5)周围神经损害：1％～2％重度患者在神志清醒后发现某一支周围神经损坏（单发性），比较常见的有股外侧皮神经炎、面神经麻痹、喉返神经损坏和听位神经损坏。

6)皮肤自主神经营养障碍：少数重症患者在四肢、躯干，尤其是受压部位的皮肤出现大小不等的水泡并可连成片，与烫伤的皮肤改变相似。

(2)呼吸系统

1)急性肺水肿：呼吸急促，口鼻喷出白色或粉色泡沫痰，双肺大水泡音。

2)成人型呼吸窘迫综合征（ARDS）：呼吸窘迫、气促、发绀、烦躁、焦虑、出汗，呼吸音可正常，可闻干鸣、哮鸣及水泡音。

(3)循环系统：心律失常；少数病例可发生心源性休克；极少数可出现急性左心衰竭。

(4)泌尿系统

1)氮质血症：由于呕吐、入量不足、脱水、血压降低等引起尿量减少，尿素氮增高。

2)急性肾衰竭:肾脏长时间缺血、缺氧或并发挤压综合征、急性筋膜间室综合征时,血(肌)红蛋白尿对肾脏的损害可引起急性肾衰竭。临床表现:少尿、无尿,血尿素氮、肌酐增高,高血钾、代谢性酸中毒等。

(5)休克:血压低、脉压缩小、脉搏细数,四肢末梢冰凉、潮湿,皮肤苍白、毛细血管再充盈时间延长(大于 5s),少尿或无尿。

此外,不同 CO 浓度、不同暴露时间、血红蛋白被 CO 不同程度饱和,患者的表现也常不一致。

三、并发症

1.挤压综合征　患者在昏迷期间身体不能活动,肢体受自身压迫(左腿压迫右腿或患者跪在地上躯干重量压迫小腿)时间过久,造成受压肢体肌肉组织缺血、水肿、坏死。坏死的肌肉组织释放大量肌(血)红蛋白、钾等进入血液,经肾排泄时,可引起急性肾衰竭。患者表现受压肢体肿胀、皮肤苍白,末梢动脉搏动减弱或消失。肢体肿胀会逐渐延伸加重。出现肌血红蛋白(酱油色、茶色)尿,少尿,血尿素氮、肌酐、钾进行性增高。

2.急性筋膜间室综合征　急性筋膜间室综合征亦称骨筋膜间隔区综合征。临床较常见,主要是由挤压等因素引起上肢或小腿骨的筋膜封闭区内组织压力升高,造成血循环受阻缺血和神经损害等系列临床病征。

3.神经和精神障碍　脑出血、脑梗死、癫痫、迟发性脑病可导致神经和精神障碍。

四、实验室检查

1.碳氧血红蛋白(HbCO)测定

(1)疑有 CO 中毒,应尽早监测血液 HbCO,当超过 10%,有诊断意义。

(2)因 HbCO 下降较快,而临床症状恢复较慢,故当 HbCO 虽已降至正常,而临床症状仍未恢复时,仍应积极救治。

(3)凡脱离中毒环境 8 小时以上者,HbCO 浓度多不超过 10%,故对这些患者一般不必检测 HbCO。

(4)对于各种昏迷患者,检测血液 HbCO 对鉴别诊断有参考意义。

(5)CO 中毒死亡病例的血液 HbCO 浓度较高者,尸体脱离中毒环境 3～4 天无明显变化。

2.动脉血气分析:急性 CO 中毒:动脉血氧分压(PaO_2)、氧饱和度(O_2Sa)、动脉血二氧化碳分压($PaCO_2$)下降,碱丢失(BE 负值增大)。动脉血气分析的临床意义如下:

(1)动脉血气分析有助于判断病情、疗效及估计预后。

(2)pH<7.25,BE<−10 的患者应积极纠酸。

(3)CO 中毒引起的轻度酸中毒一般不用碱性液体,而应积极进行高压氧治疗。

3.血乳酸测定及乳酸/丙酮酸测定。

4.血清酶测定:CO 系细胞原浆毒,对全身各组织细胞均有毒性作用,CO 中毒时全身缺氧,各脏器均有损伤,血清内酶的活性[包括天门冬氨酸氨基转移酶(AST)、丙氨酸转氨酶(ALT)、乳酸脱氢酶(LDH)等]明显增高。

(1)一般不必作为急性 CO 中毒的常规检测项目。

(2)对伴有肢体挤压伤、心肌损害患者可作为判断病情及预后的观察指标。

(3)对于 CO 中毒性心肌损害和心肌梗死的鉴别诊断,血清酶检测有重要鉴别意义。

5.血和尿常规、尿素氮、肌酐检查对重度 CO 中毒的病情和预后有参考意义。

6.心电图(ECG)检查目前是重度 CO 中毒患者的常规检查。急性 CO 中毒患者的 ECG 有以下意义和特点:

(1)筛选并发心肌损伤的患者,以便兼顾营养心肌治疗。

(2)大于 40 岁的患者作 ECG 可全面评估其心功能,了解是否有高血压、冠心病、风湿性心脏病、肺病等。

(3)急性 CO 中毒患者的 ECG 无特异性改变,多为 ST-T 改变。

(4)轻、中度 CO 中毒 ECG 大多正常。

(5)重度 CO 中毒患者 40%～50%ECG 可出现异常。ECG 改变与血清酶无明显相关性。

(6)ECG 检查一般不能反映心肌损坏程度。

7.脑电图(EEG):脑电图为急性 CO 中毒及迟发性脑病的常规检查。

(1)EEG 检查对判断病情的轻重有重要意义。凡 EEG 示广泛 δ 节律,则临床病情危重,预后差,死亡率高;以 θ 节律为主和慢波增多的患者预后较好;EEG 为轻度异常和正常者预后极佳。

(2)可以指导高压氧的治疗的疗程。凡 EEG 示广泛 δ 节律,临床表现较重的 CO 中毒的患者,高压氧疗程为 50～60 次以上;凡 EEG 以广泛 θ 节律为主,临床表现较重的患者,高压氧治疗在 30～40 次;弥漫慢波增多的患者,凡属迟发性脑病患者,高压氧治疗次数 40 次以上;EEG 为轻度异常的患者,高压氧治疗也不应少于 10～20 次。

(3)EEG 尚不能预测迟发性脑病的发生。

8.脑 CT:脑 CT 目前已成为重度 CO 中毒或 CO 中毒迟发脑病病情判断和评估预后的常规检查。特征性改变为:出现病理性密度减低区,以双侧皮质下白质最为多见,急性期可见双侧脑室变窄变小,提示存在脑水肿,后期脑室扩大,提示为脑萎缩。

五、诊断

1.详细询问中毒史,有 CO(煤气)接触史对诊断急性 CO 中毒极为重要。

2.临床上以中枢神经系统损害的征象为主,并应作详细的神经精神学检查以排除其他疾病。皮肤黏膜出现樱桃红色或皮肤损害,肢体挤压伤(非外伤性),视网膜出血均有助于诊断。

3.实验室检查有 HbCO 测定、血气分析、血乳酸、血清酶学检查、血液生化、脑 CT、MRI 肺功能监察等,阳性发现均有助于诊断。

4.慢性 CO 的诊断:①曾生活在低浓度 CO 的环境内。环境空气 CO 浓度超过 0.1%。②有慢性头痛及神经衰弱综合征症状或心脏损害。③血碳氧血红蛋白阳性或弱阳性。④脱离中毒环境症状可缓解。

六、常规治疗

1.急救　紧急处理:立即断绝 CO 来源,尽快将患者抬离现场,置于新鲜空气处。并尽快去医院用高压氧救治。如患者呼吸抑制或停止,应立即在高压氧下进行人工呼吸和体外心脏按压复苏术。

2.药物治疗　①促进 HbCO 解离,加速 CO 排除。氧气吸入。静滴过氧化氢。②控制脑水肿,降低颅内压。静滴或静注甘露醇。静滴或口服甘油。肌内注射或静注呋塞米。静注高渗葡萄糖。静滴新鲜血浆。③纠正酸碱失衡:急性 CO 中毒患者多伴有代谢性酸中毒,可用碳酸氢钠、乳酸钠、氨丁三醇。④扩充血容量。
⑤肾上腺皮质激素的应用:肾上腺皮质激素具有改善毛细血管通透性,稳定溶酶体
膜,抑制磷脂酶 A_2 的活性和减轻细胞内钙超载等效应。⑥抗氧化剂(自由基清除
剂):可应用维生素 C、维生素 E、超氧化物歧化酶(SOD)等。⑦中枢苏醒剂:中毒
患者大脑皮质及皮质下网状结构处于抑制状态而表现昏迷不醒,中枢苏醒剂有促
进苏醒作用。⑧血管扩张剂、钙离子通道阻滞剂、脑细胞赋能剂的应用。⑨冬眠疗
法:CO 中毒患者如伴有高热、抽搐、长时间昏迷、重度脑水肿、中枢性呼吸衰竭等,
应考虑应用冬眠疗法。⑩并发症的处理:一氧化碳中度的并发症较多,如脑水肿、
肺水肿、休克、心力衰竭、肝损害、消化道出血等,均应进行及时有效的相应处理。

七、高压氧治疗

1.CO 中毒的高压氧治疗历史　由于 CO 与氧竞争性结合血红素分子,导致机
体缺氧,这是 CO 中毒的主要原因,因此,补充氧就被推荐作为其治疗方法之一。
最早采用氧治疗 CO 中毒开始于 1868 年。初期采用的是常压氧。"无血生命实
验"的成功为 HBO 治疗 CO 中毒奠定了坚实的理论基础。人们先在动物实验中观
察到 HBO 治疗的显著疗效后,不断有试验在人体进行 HBO 治疗 CO 中毒的研
究。有关采用 HBO 治疗人体 CO 中毒的报道最先发表于 1960 年。早期的临床证
据大部分来自于病例报道和回顾性研究,均支持采用 HBO 治疗 CO 中毒。就采用
HBO 治疗还是常压氧治疗,当时存在着争论,因为 Raphael 等人在 1989 年发表的
文章中指出,采用 HBO 治疗和常压氧治疗的急性 CO 中毒患者,其主观转归无显
著差异。然而,有研究表明,HBO 治疗能预防 CO 中毒后导致的神经系统后遗症。
水下和高气压医学会(UHM)推荐采用 HBO 治疗有意识丧失(暂时或持续)、神经
系统症状、心血管功能异常或严重代谢性酸中毒的 CO 中毒患者。

2.治疗机制　一旦患者脱离 CO 环境,CO 缓慢地从血红蛋白解离,并释放。
在介绍 HBO 治疗机制的章节中,我们已经指出,HBO 下血液溶解的氧量成倍增
加。血液溶解的氧量就足够组织和细胞的代谢需求。氧分压的增加,能降低 C()
Hb 的半衰期。常压下给予纯氧时,COHb 的清除半衰期(320min)缩短 5 倍,而在
3ATA 下,该半衰期可降低至 23min。半衰期并不是一个常数,其长短取决于多个
影响因素。

早期,我们认识 HBO 治疗 CO 中毒的机制仅为加速 CO 从 Hb 的解离。随着

对 CO 中毒病理生理学机制了解的深入和 HBO 治疗研究的进展,发现除此之外还有其他机制参与了 HBO 对 CO 中毒的保护作用。HBO 治疗 CO 中毒的主要机制:①加速 PaO_2 解离,促进 CO 排除;②加速碳氧血红蛋白解离,恢复细胞色素 a3 的活性,改善细胞的生物氧化;③迅速纠正机体缺氧;④迅速改善组织代谢性酸中毒;⑤降低颅内压;⑥控制和治疗肺水肿;⑦减轻细胞水肿;⑧减轻钙超载;⑨修复血管内皮细胞,恢复 NO 产生;⑩稳定血小板,减轻继发血栓形成;⑧稳定多形核细胞,减轻炎反应;⑥减轻细胞过度凋亡;⑥高浓度氧对需氧菌也有一定的抑制作用,与抗生素并用,可增加抗生素的抗菌能力;HBO 还具有抗休克,促进心、肾、肝功能恢复。

3.HBO 治疗 CO 中毒治疗流程　　由于各个研究存在着方法学的差异,因此不可能对所有的研究数据进行汇总分析,以建立针对 HBO 治疗 CO 中毒的指南。有关 CO 中毒 HBO 治疗的研究,在 CO 暴露时间、末次 CO 暴露至 HBO 治疗间隔时间、随访方案、患者对随访的依从性、由自杀导致的 CO 中毒患者比例、常压治疗方案、HBO 治疗方案、神经学功能检测方法等上均存在着差异。然而,基于临床经验和非对照研究的疗效,也制定了相关临床治疗指南("决策树"),有助于 CO 中毒的诊断和治疗。

4.HBO 治疗 CO 中毒患者的选择　　根据北美 HBO 协会的调查,大部分机构治疗的 CO 中毒患者存在昏迷(98%)、暂时性 LOG(77%)、局灶性神经功能缺陷(94%)、心理计量测试异常(91%),而这些症状与 COHb 水平无关。虽然 92% 的机构采用 HBO 对有头痛、恶心和 COHb 水平为 40% 的患者治疗,仅 62% 的机构采用特异性 COHb 最小值作为 HBO 治疗无症状 CO 中毒的唯一指标。第一次欧洲共识会议有关高气压医学的讨论,认为 HBO 推荐用于 CO 中毒后每个昏迷患者、每个 CO 暴露时出现意识丧失的患者、有异常神经心理学症状的患者和妊娠患者。

水下和高气压医学协会报告列出了治疗的适应证(见表 4-1)。但有关 HBO 治疗的方案并未涉及,如治疗的压力、治疗疗程等。CO 中毒时,HBO 治疗的适应证较广,包括暂时性和长期的意识丧失,神经功能异常,心血管功能异常和严重的代谢性酸中毒。虽然我们不能判断神经后遗症的高危人群,但那些年龄较大或较小的患者、有神经功能异常的患者、有意识丧失患者、COHb 水平大于 25% 的患者,可能存在高风险。临床 CO 暴露病史是选择 HBO 治疗的主要原因,其次才是 COHb 水平。

表 4-1　HBO 治疗 CO 中毒的指征

强烈建议采用 HBO 治疗	可以采用 HBO 治疗
有意识丧失病史	心血管功能异常（缺血、心肌梗死和心律失常）
神经系统症状	代谢性酸中毒
精神状态改变	年龄较小或较大
昏迷	神经心理学检测异常
局灶性神经功能缺陷	常压氧治疗后症状持续
惊厥	
COHb 水平＞25％（孕妇＞15％）	

5.治疗压力　HBO 治疗可在单人舱，也可在多人舱。对于重症患者，可选用配备急救设备的大舱。对于严重 CO 中毒患者，2.5～3.0ATA 治疗 90min，一个疗程即可，如果症状持续，可以增加疗程。不满足 CO 中毒 HBO 治疗标准的患者，医生可考虑通过面罩给予 100％氧呼吸 6～12h。有关常压氧和 HBO 治疗的疾病转归仍然存在着争议。对于 HBO 治疗，虽然治疗方案存在差异，但大多数治疗压力在 2～3ATA 之间。由于氧分压增加有导致氧惊厥的风险，一般将 3ATA 作为治疗压力上限。然而，因为 HBO 治疗 CO 中毒患者时的氧惊厥发生率，高于其他疾病患者（在 2～3ATA 时分别为 1.8％和 0.01％），因此，一般推荐采用低于 3ATA 的压力治疗，该压力下治疗，利大于弊。需要指出的是，CO 中毒本身也能诱发惊厥，因此，大部分 HBO 治疗的 CO 中毒患者，惊厥可能并不是由氧暴露导致的。

6.HBO 治疗次数　目前，有关 HBO 治疗的最佳次数仍不清楚。Raphael 认为，2 次 HBO 治疗与单次 HBO 治疗并未显示出优势。因此，大部分的 HBO 中心，对高风险患者采用 1 次治疗方案。只有在单次治疗后未能完全恢复的患者采用多次治疗。然而 Gorman 等的研究发现，与单次治疗相比，多次治疗的患者其认知后遗症的发生率显著下降。有关是否采用多次 HBO 治疗，应该基于 HBO 治疗的原则：如果患者症状能进一步改善，则可增加治疗次数；连续 2 次治疗后患者并无症状改善，则可停止治疗。因此，有残余神经症状的患者可继续接受治疗直至缓解。但也有学者提出，为减少 CO 中毒后遗症的发生率，凡曾有过意识障碍史的患者，至少连续 HBO 治疗 3 个疗程（30 次）。

7.治疗时间窗　HBO 治疗 CO 中毒时，其疗效与治疗的时间窗相关，如果延迟治疗，患者症状可能不会完全恢复或出现后遗症等。但有关人体 CO 中毒后的 HBO 治疗时间窗尚不清楚。Thom 在大鼠试验中发现，如果在 CO 中毒 90min 内给予 HBO 治疗能防止脂质过氧化。大部分的临床试验将治疗的截止时间点设定为 6h。这主要基于 Goulon 等的研究显示,6h 作为 HBO 治疗的时间窗可能将 HBO 治疗的疗效最大化。在英国,CO 中毒至 HBO 治疗之间的时间窗平均为 9h。Domachevsky 的研究中,学者将 12h 作为截止点,12h 以内的作为定性暴露,而 12h 以后的患者定为慢性暴露。尽管这样,Weaver 对 CO 中毒后 24h 的患者采用 HBO 治疗,也获得一定疗效。

8.婴儿和孕妇 CO 中毒治疗　婴儿对 CO 中毒更佳易感,因为与成人的 Hb A 相比,婴儿的 Hb F 与 CO 的结合能力更强。数学模型显示,婴儿 COHb 水平要比母亲 COHb 水平高 10%～15%。由于 COHb 的饱和可导致组织氧供的下降,表明婴儿 CO 中毒受到的影响要大于儿童和成人。隐匿性 CO 中毒对于婴儿来说可能是一个急性、危及生命的事件。实验动物研究显示,低水平 CO 暴露,导致产生 10%COHb,并不会对胎儿的发育造成很大影响,但在妊娠的晚期可能产生影响,因为此时主要依赖于血液红细胞的携氧。

HBO 用于孕妇的治疗仍然存在争议,因为缺少临床经验,而且对胎儿和新生儿并发症(视网膜病变、致畸和官腔内血液分流)有所顾虑。但是诸多研究者认为,孕妇 CO 中毒时仍推荐采用 HBO 治疗,因为 CO 中毒导致的危害,要远远大于 HBO 治疗对孕妇的不良影响。母亲 COHb 水平超过 15%,表明胎儿可能存在宫内窘迫。该指标与其他 HBO 治疗 CO 中毒的标准,都是采用 HBO 治疗孕妇 CO 中毒的指征。临床实践中,婴儿和儿童使用的方案常常与成人相同,与非孕妇相比,孕妇 HBO 治疗的时间要长,因为胎儿 CO 的解离时间较长。Margulies 发现,CO 中毒孕妇采用 100%氧治疗,时间可延长 5 倍。Van Hoesen 等人对一名 17 岁妊娠 37 周的 CO 中毒孕妇进行 HBO 治疗,患者 COHb 水平为 47.2%,治疗压力 2.4ATA,时间为 90min。患者顺利康复,并产下一健康婴儿。基于 HBO 在婴儿和孕妇 CO 中毒的治疗,其中毒后的长期后遗症和妊娠期治疗的疗效仍是未来需要关注的。

八、急性 CO 中毒的转归

轻度急性 CO 中毒患者,脱离中毒现场,呼吸新鲜空气或氧气,对症处理,症状可迅速消失,不会留任何后遗症。中度急性 CO 中毒患者迅速脱离中毒现场,吸氧及抢救,大部分患者于数日内痊愈,一般不会留后遗症,个别患者于症状消失后遗留下神经衰弱或神经官能症,极少数老年患者也可能发生迟发脑病。重度急性 CO 中毒患者大多有脑水肿、肺水肿、休克、呕血等,其预后受病情轻重、发现的早晚、抢救治疗是否及时、妥当等因素的影响。

1.痊愈　大部患者脏器损坏不太严重、并发症较少、抢救及时、治疗得力,于2～3d内清醒意识逐渐恢复,智力迅速改善,肢体活动恢复。患者可于1～2周内恢复工作,不留后遗症。

2.植物状态　有些重度患者虽经抢救,休克、脑水肿、肺水肿、继发感染得到控制,脑水肿消退,但由于大脑皮层损伤严重,仍处于高度抑制状态。患者生命体征平稳,但神志不清。表现无意识地睁眼闭眼,眼球可活动,能睁眼四顾。对疼痛有躲避反映。睫毛、角膜、压眶、瞳孔对光反射,吞咽、咳嗽反射均存在,可不自主的吞咽食物。患者双上肢屈曲、双下肢伸直、肌张力增强,腱反射亢进,双侧椎体束征阳性。患者一切条件反射消失,无自主活动。重新复显成人已消失的吸吮反射(触患者口唇可诱发吸吮动作)、强握反射等,称这种现象为去皮质状态、去皮质综合征、植物状态等。少数重症CO中毒患者在治疗过程中会经过植物状态。植物状态持续多久与患者年龄、身体状况、中毒轻重以及治疗有关。进入植物状态的患者可有以下几种预后:①痊愈;②成为植物人;③留下后遗症,如神经衰弱综合征、痴呆、肢体瘫痪、锥体外系统损坏(震颤麻痹、扭转痉挛、手足徐动等)、癫痫等;④死亡,在植物状态的患者因营养不良、感染、ARDS、多器官衰竭而死亡。

3.后遗症　少数患者因病情危重或治疗不得当,虽未经过植物状态,但遗留下各种后遗症。

4.迟发脑病　少数患者经治疗迅速清醒、恢复,经过约4～9d的假愈期后发生迟发脑病。

5.神经精神障碍　少数患者甚至倾向表现为各种幻觉、思维不连贯及精神错乱等精神症状或神经症,经治疗可慢慢改善。

6.死亡　少数重度CO中毒患者虽经治疗或治疗不当,未能渡过脑水肿、脑疝、肺水肿、休克、感染、急性肾衰竭等难关,早期死亡。

九、急性 CO 中毒的预防

1.使用或生产煤气的车间、厂房要加强通风,完善对CO的检测报警设施,加强对CO的检查。

2.定期检查煤气发生炉、煤气管道等设施,一旦发现漏气,及时检修。检修时如有大量的煤气泄漏,应戴防毒面具。

3.加强宣传有关预防煤气中毒知识及注意事项。

4.应定期进行煤气中毒患者现场抢救方法的演习。

5.对从事与煤气有关的工作人员,定期进行身体检查。

6.在我国北方地区,冬季取暖时应宣传如何预防煤气中毒;并组织基层检查,对外地聚居人口,应作为安全检查的重点对象。

7.加强煤气热水器的选购、安装、使用等注意事项的宣传教育。

第二节　气体栓塞

气栓症是空气进入体血管引起的一系列病理生理变化变化所导致的疾病。该病首先被 Morgagni 报道,此后,每年均陆续有所报道。

一、病因

导致气栓症的主要原因是医师在医疗操作中误使气泡进入心血管系统,其次是在高压暴露、潜水、潜艇脱险时,减压不当引起。

1.医疗过程中气泡误入　心血管术中、血管内给药、体外循环操作、肺组织穿刺活检、使用激光施行支气管内肺肿瘤切除术、剖宫产手术、血液透析等医疗操作中均有气泡侵入血管的可能。

2.减压或上升过快导致肺损伤使气体进入　高气压暴露期间,遇有紧急情况时减压过快或减压阀失灵,致迅速大量漏气;在潜水或潜艇脱险中快速上升;减压期间屏气或呼吸道不畅通时;飞行员在飞行训练中迅速减压。

3.使用密闭循环式呼吸装具时的意外事故　使用密闭循环式呼吸装具时的意外事故使呼吸袋内供气失常或意外事故造成肺内压过度变化,致肺破裂,气体进入血管。有以下两种情况:①呼吸袋内充气过多,或呼吸袋受猛烈撞击,致使肺内压过高。②呼吸袋内供气中断致空瘪,猛烈吸气致肺内压过低。

4.外伤时气体进入　患者行心肺复苏过程中肺损伤、头颈部受伤、高海拔意外事故等外伤。

二、发病机制

存在压力的情况下,由于静脉内呈负压,一定条件下气体可被吸入静脉或经肺进入动脉。当空气缓慢注入静脉时,对于直径在 $22\mu m$ 以内的气泡,肺通常是一个有效的过滤器。动物研究发现，注射高达 0.5～1ml/kg 的气泡，动物能够耐受。对于人体，以 10ml/min 的速度持续静脉注射氧也能耐受，然而，以 20ml/min 的速度注射则可导致出现症状。也有研究显示，注入的空气量超过 1.5ml/kg 时，即可超过肺的过滤功能，气泡就会通过左心进入动脉系统产生气栓。与恒定的速度注射相比，团注更有可能导致临床症状的发生。如果气泡的直径达到 30～60μm，就会阻塞动脉循环。此外，在气-血界面，因气泡有较大的表面张力，致使其不易变形，从而栓塞毛细血管。

在发生肺气压伤时，由于肺内气压迅速上升（或减压）使肺体积膨胀。当肺泡内压高于胸壁外 8～11kPa（60～80mmHg）时，就会造成肺泡破裂，气体进入胸膜腔引起气胸，同时也可进入血管（主要是动脉）。潜水员上升时一般呈直立姿势，这一姿势易使心内气泡进入主动脉、颈动脉直至脑循环。

三、病理生理学

气栓在脑内小动脉和细动脉滞留，阻碍血液流动，导致局部缺血、缺氧和造成脑水肿。即使气泡溶解，在受损伤的组织也会发生"无灌流"现象。另一方面，气泡具有异物样效应，在血管内引起一系列生物化学反应，比如血小板活化，释放包括前列腺素在内的血管活性物质等。气泡在血管壁的直接接触也会损伤血管内皮细胞，若气泡驻留，它将被血小板包绕，纤维素也会在气泡周边沉积，导致气泡被禁锢。有研究者曾将空气直接注入豚鼠的脑血管内，发现气泡能够越过血-脑屏障，而血脑屏障自我修复却要在缺血缺氧后 3～4h 才能进行。若气栓大小不足以引起明显的脑梗死，则有可能造成灰-白质交界部位的皮质深处坏死。随着血管扩张，有些血管发生痉挛，部分气体经毛细血管由动脉进入静脉。典型的脑缺血后的变化是出现受气泡影响的动脉供血区域脑血流（CBF）衰减和脑电消失，许多因素导致血脑屏障的通透性降低，而气栓却可直接导致血-脑屏障的通透性增加。短暂的局部缺血通常并不导致细胞死亡，其病理变化大多是可逆的；同样，脑水肿变化大多也是可逆的。动脉气栓主要影响脑血管，其次是冠状动脉。

四、临床特征

动脉气体栓塞的临床表现有意识丧失、意识模糊、局部神经功能缺陷、心律失常或心肌缺血，而静脉气体栓塞的症状有低血压、呼吸急促、低碳酸血症、肺水肿或心脏骤停等。

发病时,患者往往突然出现意识方面的变化,并且很快可能发展到昏迷。临床上常见的是神经系统或心血管系统方面的表现。气栓的临床特征取决于患者的体位、空气进入的部位、气泡的体积等。如果患者在致病条件下呈斜倚靠后的体位,空气就容易进入冠状动脉;如果患者是直立体位,气泡更容易进入脑动脉。

如果潜水员在气体栓塞之前存在惰性气体负载(由于潜水),则可加速出现神经系统的表现,这些表现在减压病的潜水员更为常见,如:由脊髓损伤导致的截瘫。

气栓常易进入大脑中动脉,引起局部性癫痫,肢体瘫痪,半身感觉减退或失语等;少数患者有呼吸困难,甚至呼吸抑制;当有大量气栓时,可出现休克。其他还可以有气胸或心肌局部缺血的表现。气栓后,有些患者在舌上还会出现苍白区(即Liebermeister 症)。有些气栓症的患者只是精神智力功能方面有某些细微变化,而没有神经系统方面的典型表现,对此类患者容易漏诊。

Boussuges 等统计了 113 例气栓病例的临床表现,其中,71%的患者出现神经系统的表现;43%的患者出现呼吸系统的表现;33%的患者出现血液流变方面的改变。潜水时发生的气栓症,有 50%的气栓属于气压性疾病(如减压病、肺气压伤)的一部分。发生脑气栓的患者中有 19%～50%可能会留有神经系统后遗症。

五、诊断

根据病史和神经系统方面的表现一般不难诊断,尤其是减压后突然出现神经系统表现的患者,诊断则更容易。对于气栓症的诊断需要尽早做出,因为栓塞与再加压治疗之间的间隔时间越短,其治疗的预后越好。外科手术期间若怀疑有气栓发生,可用 Doppler 超声波检测气泡,以便尽早确诊,并及时采取措施防止空气进一步进入血管。此外,脑电图(EEG)监测有助于急性脑功能障碍的早期诊断。Drenthen 等对 12 只空气栓塞模型猪的 EEG 研究后认为:EEG 监测对了解脑功能受损程度、脑气栓的诊断及脑对治疗方案的反应等将有所帮助,并且对确定高气压治疗的压力、时间有重要的指导价值。CT 扫描可对脑损害提供诊断依据。Dexter 等建议,如果诊断时怀疑患者有较大的脑动脉气栓,必须做 CT 检查。目前尚不推荐将影像学检查作为气栓症的诊断手段,而且该检查的敏感性较低,也不会对治疗产生影响,同时有可能因为检查而导致延误治疗。因此,进行影像学检查的目的一般用于排除其他与气栓症有类似临床表现的疾病。

脑动脉内的气泡有时在颅脑手术中能够见到,甚至气泡还可在动脉抽血样本中获得证实。对于血管内未观察到气泡的患者,也不能排除气栓症的诊断。对那些高度怀疑气栓症的病例应该进行加压鉴别。如果气泡造成肌肉损伤,出现血浆中肌酸激酶增高时,则预示着病情严重。

六、治疗

一旦疑为气栓症应立即送往有高压氧治疗的医院抢救。

1.高压氧治疗

(1)治疗原理:高压氧下气泡被压缩可解除气泡对血管的机械阻塞,同时高压氧对血管壁的应激反应也有效。

1)因为气体的体积与压力成反比,加压可使体内的气泡体积很快缩小,使被栓塞的血流阻塞减轻,组织细胞的缺氧状态得到改善(表 4-2)。

表 4-2　加压时气泡的相对体积和表面积

压力(MPa)	相对体积(%)	相对表面积(%)
0.1	100	100
0.28	35	50
0.6	17	30

2)高压氧下,血氧含量增加,血氧分压增高,血氧弥散能力增强,可减轻气泡栓塞区域的缺氧状态,同时高压氧可置换出气泡中的氮气,最后气泡内的氧气可供组织利用,从而促进气泡消失。

3)高压氧可减轻脑血管空气栓塞所致的脑水肿,降低血糖,加速脑代谢恢复正常。

4)高压氧对气栓症导致的血液有形成分淤积有效,因高压氧可明显减少缺血所致静脉内白细胞黏附和减轻血小板聚集与释放反应。

(2)治疗方案:立即让患者进入高压氧舱并置头低脚高的左侧卧位,然后加压。多数学者赞同先用空气加压至 6ATA,然后减压至 2.8ATA,吸入纯氧,再按减压方案施治。如果患者病情不允许使用这样高的压力,或者现有氧舱不能提供这样高的压力,则可应用 2.8ATA 氧压治疗,可使大多数病例痊愈。严重患者治疗可参考减压病治疗方案表。

2.常规治疗

(1)吸氧:在没有高压氧的情况下尽快取头低足高左侧卧位吸常压氧。

（2）用低分子右旋糖酐 500ml 静滴。由于许多空气栓塞患者出现血液浓缩，因此应使用低分子右旋糖酐进行血液稀释。

（3）皮质激素：Pearson 和 Goad 发现用 6ATA 空气加压治疗空气栓塞有良好的效果，但继而出现迟发性脑水肿。应用皮质激素可防止脑水肿出现。

（4）控制惊厥：必须使用抗惊厥药以控制惊厥，因惊厥可使脑能量消耗大量增加。利多卡因的预防性使用不仅能控制惊厥，而且可以减少梗死的面积，并能防止空气栓塞伴发的心律不齐。

（5）控制血糖浓度：血供减少后神经细胞的储能立即减少，乳酸生成增多，可获得的总能量将减少，而血糖浓度增高可使缺血的脑产生更多的乳酸盐以及使梗死面积增大，因此空气栓塞发生后应控制血糖浓度。

（6）抗血小板药物：用这类药物以阻止气栓与血小板聚集。由于梗死区有出血的危险，所以肝素作为抗凝剂来应用是危险的。但也有人报告，使用肝素的患者预后比未用抗凝剂的要好。

第三节　心肺复苏后脑功能障碍

一、病理生理学机制

大脑因其独特易损性，对缺血、再灌注耐受性极为有限。心脏骤停和复苏触发脑损伤的机制很复杂，包括兴奋性中毒、体内钙平衡破坏、自由基形成、病理性蛋白酶级联反应和细胞死亡信号通路活化。组织学上，易损神经元亚群选择性地表现在海马、皮质、小脑、纹状体和丘脑变性，以上多在自主循环恢复（ROSC）后的数小时至数天内发生。最近，第一次证实了在全脑缺血中诱导凋亡的死亡受体 Fas/CD95 和 Fas 配体的存在，实验性心脏骤停 3h 后，可观察到丘脑中 Fas 片段表达增加，导致诱导凋亡的死亡受体 Fas/CD95 的激活。脑微循环衰竭也是心脏骤停复苏后脑损伤的重要因素。尽管有足够的脑灌注压（CPP），长时间心脏骤停也会随之发生固定或动态的脑微循环再灌注衰竭。然而，未治疗的、<15min 的心脏骤停，固定的无复流现象所产生的作用有限。狗心脏停止 10.0～12.5min 未治疗模型中，利用稳定的氙/计算机断层成像术做连续区域性 CBF 测定，显示动态的和迁移性低灌注而非固定的无复流。

心脏骤停及复苏所引起的能量代谢障碍主要与线粒体的结构与功能受损有

关。三羧酸循环和电子传递系统调控着细胞能量代谢和凋亡通路。脑缺血再灌注后细胞能量代谢的恢复是细胞其他功能恢复的基础,若细胞能量代谢障碍持续存在,必然导致细胞最终死亡(凋亡或坏死)。

亦有其他因素影响复苏后脑功能,包括血管内皮细胞释放局部血管舒张因子,脑血管自主神经调节,颅内压和中枢局部的温度等。除初始再灌注阶段外,心脏骤停后的数小时至几天内,以上因素会潜在削弱脑的氧输送,可能产生继发性损伤。ROSC后早期脑水肿与颅内压升高极少与临床有相关性,但心脏骤停后数天至数周产生的迟发性脑水肿,多由脑充血(ICP升高)所致,而非严重缺血产生的脑神经变性所致。

大脑的某些区域(海马区、新大脑皮质、小脑)对缺血缺氧的耐受性特别脆弱,似乎是这些神经元早期基因表达改变和长期分子表型改变的结果。在心脏骤停的大鼠脑模型中,未折叠蛋白在丘脑减少了80%,在脑干和海马区减少了50%。未折叠蛋白反应的失调导致细胞死亡增加,可能是再灌注神经元损伤的重要因素。亦有Mortberg等实验证实,短暂的血流量减少会显著地影响脑额叶、颞叶皮质血流,包括皮质下组织。实际上,研究显示对于缺血大脑皮层较全脑更具易感性。

二、临床表现

1.脑损害为主　根据脑缺血缺氧的程度和疾病发展阶段,临床上出现各种不同程度的脑损伤。人脑血供最丰富,人脑组织的重量只占体重的2%,但脑血流量却占心排量的15%～20%。人脑耗氧量最多,对缺氧也最敏感。心跳停止,全身缺血缺氧,虽然全身可有不同程度的损伤性变化,但以大脑受损最为严重。心肺复苏后,全身各系统功能可能逐渐恢复,但大脑功能可能不恢复或难以完全恢复。

2.抢救时机决定脑损伤程度　一旦心跳或呼吸停止必须立即对大脑采取保护措施。高压氧治疗、头部降温和亚冬眠应用得越早越好。因为,当脑完全缺血10～15秒,脑的氧储备即完全消耗,患者意识丧失;20秒后自发和诱发脑电活动停止。1分钟后脑干活动消失,呼吸几乎停止。大脑完全缺血5～7分钟以上,就出现多发性、局灶性脑组织缺血性形态学改变和脑缺氧神经系统体征:如体温升高、肌张力亢进、痉挛、抽搐乃至惊厥等。随着脑缺氧的时间延长,脑损伤的程度逐渐增加,最后脑死亡。出现肌张力完全丧失(即软瘫),瞳孔散大。目前的脑复苏措施还无法使脑死亡恢复。

3.有再灌注脑损伤　当自主循环功能恢复、脑组织再灌注后,缺血性改变仍然继续发展,相继发生脑水肿及持续低灌流状态,结果使脑细胞继续缺血缺氧,导致细胞变性和坏死,称为脑再灌注损伤。因此,如能积极有效地防止脑水肿和颅内压升高,则有可能减轻或避免脑组织的再灌注损伤。

三、治疗

（一）一般治疗

脑复苏常规治疗的重点在于防治脑水肿。脱水、降温和肾上腺皮质激素治疗是现今有效的防治急性脑水肿的一般治疗措施。

1.脱水　一般以渗透性利尿药为主。呋塞米、甘露醇均是常用的渗透性利尿药。

2.低温　低温可使脑细胞的需氧量降低,从而维持脑氧供需平衡,起到脑保护作用。体温每降低1℃可使代谢率降低5%~6%。一般将体温降至33~35℃,可达到较好的效果。

3.肾上腺皮质激素　在理论上认为有很多优点,但临床应用仍有争议。实验研究显示激素能缓解神经胶质细胞的水肿,但临床经验认为激素对于神经组织水肿的预防作用似较明显,但对已形成的水肿,其作用不明显。

（二）高压氧治疗

1.高压氧治疗的机制

(1)纠正缺氧:高压氧下血中物理溶解氧量明显增加,血氧含量增加。

(2)改善微循环:高压氧可改变血液流变性和微循环功能。

(3)氧的穿透力增强,使水肿区恢复有氧代谢,切断缺氧-水肿恶性循环。

(4)脑血管床减少,使颅内压降低。

(5)高压氧可增强细胞能量代谢和信使系统的调控作用。

(6)减轻缺血再灌损伤。

2.治疗方案　一般采用1.5~2ATA,50~60分钟×2吸氧,10~15分钟吸空气。CO中毒所致的脑损伤,应开始采用2.8ATA吸氧30~40分钟,减压至2.5ATA,再吸氧30~40分钟,第二次吸氧减压后,病情稳定可减压出舱。病情不稳定的患者,可在高压氧条件下连续停留,并积极抢救,直至病情稳定。

四、注意事项

1.及时、积极、准确的现场复苏是关键。

2.心肺复苏与脑保护同时进行。及早进行高压氧治疗。有条件者在高压氧下进行心肺复苏,尽早进行头部降温或亚冬眠及其他综合护脑措施。

3.对因转诊等各种原因延误的患者,已逾脑水肿期,或昏迷时间已较长的患者,仍可用高压氧治疗,而不应轻易放弃。只要生命体征较平稳,无禁忌证者,均可用长疗程高压氧治疗。方案是:开始2~3天用2~2.5ATA高压氧,2次/天,然后2ATA,1次/天,疗程可达40次以上。

4.脑电图可作为动态观察指标,并可做MRI、CT检查,以了解脑实质的形态学变化。

第五章　高压氧在内科中的应用

第一节　脑梗死

脑梗死又称缺血性脑卒中,是指因血流供应障碍所致大脑局部组织发生缺血、缺氧,进而坏死、软化。脑梗死是脑血管疾病中最常见的一种疾病。临床上常见的有脑血栓、脑分水岭梗死、脑腔隙性梗死及脑栓塞等。各种原因引起的脑梗死都有相应部位的脑局灶性定位体征,如偏瘫、偏身感觉障碍和偏盲等。大面积脑梗死还有颅高压,严重时可发生昏迷和脑疝。急性缺血性脑血管病及时应用高压氧治疗效果十分显著,如果治疗不及时,再加上疗程不够则可能疗效不佳。

一、病因与发病机制

高血压和高血脂是动脉粥样硬化的发病因素,而动脉粥样硬化又是脑血栓形成最常见的原因。动脉粥样硬化好发于大血管的分叉处及弯曲处,故脑血栓的好发部位为大脑中动脉等处。当人体失水、血压下降、血流动力学及血液成分异常时极易形成附壁血栓,闭塞动脉,造成相应部位不同程度梗死。脑栓塞系指外来栓子经血液循环至脑,引起突然阻塞脑小动脉而致脑缺血、梗死,并出现相应供血区脑功能障碍。外来栓子途径较多,如:心脏的附壁血栓脱落,主动脉弓及其发出的大血管动脉粥样硬化斑块和附着物脱落,心脏、大血管赘生物脱落,脓栓、虫卵、异物如碘油造影,另外如外伤骨折可发生脂肪栓塞,减压病、肺气压伤、静脉输液和冲击波等可造成气栓症等。

二、临床表现

1.脑血栓形成:多为中老年人;多数有高血压、糖尿病、高脂血症、心肌梗死等危险因素;可有短暂性脑缺血发作史和中风史。

2.脑栓塞可见于各种年龄,有风湿性心脏病和心房颤动者应考虑是否为心脏、大血管赘生物脱落,外伤骨折应考虑是否为脂肪栓塞,从事高气压作业和爆破、或静脉输液穿刺者应怀疑气栓症的可能,有动脉硬化的老年人应当排除心脏的附壁血栓脱落,主动脉弓及其发出的大血管动脉粥样硬化斑块和附着物脱落。

3.脑栓塞起病突然,脑血栓形成起病可相对缓和,病情逐渐加重,1～3 天达到高峰。

4.CT 在 24～48 小时后可显示病变区低密度灶。

5.多无昏迷及脑膜刺激征,脑脊液可正常。

6.根据偏瘫、偏盲、失语、抽搐、昏迷等脑功能障碍症状及定位体征或 MRI 作出定位诊断。

三、治疗

(一)常规治疗

1.溶栓　该疗法特别强调治疗时机,早期(48～72 小时内),超早期(6 小时以内),超超早期(3 小时以内),如果治疗时机恰当,效果较好。使用溶血栓疗法病例选择标准:①头颅 CT 扫描能排除颅内出血和大面积脑梗死;②治疗前收缩压不宜＞180mmHg 或舒张压不宜＞110mmHg;③无出血素质和出血性疾病;④年龄＜75～80 岁;⑤溶栓时间应在发病后 48 小时内进行,最佳时机为 6 小时以内,特别在 3 小时以内。

2.消除脑水肿　20％甘露醇 250ml 静脉滴注,每日 2～4 次,连用 10～14 日。

3.血管扩张　①天保宁 80mg,每日 3 次,可连用 3～6 个月;②脑脉康,第 1 天 300mg,第 2～6 天 600mg/d,第 7～15 天 900mg/d,溶于 5％葡萄糖或生理盐水 500ml 中静脉滴注,15 天为 1 疗程。

4.血液稀释　低分子右旋糖酐 500ml,每天 1 次,10～14 次为 1 疗程。

5.抗血小板聚集　阿司匹林:50～100mg/d;或噻氯吡定:250mg/d。

6.中医　刺五加注射液、葛根素注射液、复方丹参注射液等。也可配合汤药辨证施治。

7.对症治疗　如血压的调整。

8.康复治疗　一旦病情稳定,针对留下的偏瘫、失语等后遗症,进行康复治疗(如针灸、理疗等)。

(二)高压氧治疗

1.治疗原理

(1)迅速提高血氧分压、加大血氧弥散距离,恢复"缺血半影区"功能,缩小梗死范围。

(2)降低血液黏度,改善脑微循环。改善脑组织病变区血氧供应,促进神经细胞的恢复与再生。

(3)控制脑水肿,防止继发性损伤。

(4)增加椎-基底动脉血流量,兴奋上行激动系统,促进智力、记忆力恢复,促进苏醒。

(5)刺激病灶区域内毛细血管新生,促进侧支循环建立。

(6)减轻脑缺血再灌注损伤,调节 NO 的分泌,减少自由基的损害。

2.治疗方法　治疗压力 2～2.5ATA,每次吸氧 80 分钟,10 次为 1 疗程。首次治疗 3～4 个疗程,休息 1～2 周后再进行 2～3 个疗程以后酌情间断治疗。本病的恢复期是 1 年左右,故应间断治疗 1 年。

3.注意事项

(1)脑梗死一经确诊,即应采用高压氧治疗,进舱时间越早越好。

(2)应将血压控制在 160/100mmHg(21.3/13.5kPa)以下。

(3)注意保持呼吸道通畅。

(4)重症昏迷患者进行高压氧治疗应有医护人员陪同。

(5)治愈或好转后,每半年接受 1～2 个疗程,以巩固疗效。

第二节　脑　出　血

通常所说的脑出血是指非外伤性脑实质内的出血。最常见原因为高血压、动脉硬化等,其他原因有:先天性脑血管畸形或动脉瘤、血液病、抗凝或溶栓治疗、脑动脉炎等。高血压脑出血是高血压伴发脑小动脉病变,血压骤升使动脉破裂所致。

1.临床表现及体征　中老年人多见,寒冷季节发病较多。大多在活动状态时起病,突发剧烈头痛伴呕吐,多有意识障碍,发病时血压较高,神经系统局灶症候与出血的部位和出血量有关。患者可有程度不同的意识障碍。早期多有血压显著升高,重症患者脉洪而缓慢,呼吸深缓,常伴中枢性高热,病情恶化时呈现中枢性呼吸、循环衰竭。瞳孔形状不规则、双侧缩小或散大、双侧大小不等,光反应迟钝或消失。脑膜刺激征阳性。眼底可见视网膜动脉硬化和视网膜出血,偶有视神经乳头水肿。全身表现包括消化道出血、心律失常、肺水肿等。

局限性定位体征：

(1)壳核型出血患者主要有三偏征(偏瘫、偏盲、偏身感觉障碍)，双眼同向凝视，左侧半球可有失语。

(2)丘脑型出血患者可有偏瘫，偏身感觉障碍，双眼垂直性注视麻痹和会聚不能，瞳孔缩小。

(3)脑叶型出血患者意识障碍轻，抽搐发作和脑膜刺激征多较明显，局灶体征因受损脑叶不同而异。

(4)桥脑型出血重型患者昏迷深、瞳孔小、高热、呈去大脑性强直或四肢瘫，轻型者有交叉性麻痹和感觉障碍、眼球运动障碍(眼外肌麻痹、同向凝视麻痹、核间性眼肌麻痹)。

(5)小脑型出血患者表现为眩晕、眼球震颤、共济失调(轻型)，重型者昏迷、四肢松软等。

(6)脑室型出血患者有针尖样瞳孔、昏迷深、高热和去大脑性强直。

2.辅助检查

(1)脑部 CT 可显示出血部位、范围、出血量，血液是否进入脑室系统，出血周围水肿及中线移位情况。

(2)腰椎穿刺检查：脑脊液压力高，均匀血性脑脊液。

(3)急性期可出现一过性的外周血白细胞增高，血糖及血尿素氮增高，轻度蛋白尿和糖尿。

(4)心电图可出现高血压心脏病相应异常改变。

3.鉴别诊断　有意识障碍者，应与可引起昏迷的全身疾病鉴别；有神经系统定位体征者，应与其他颅内占位病变、脑膜脑炎、闭合性脑外伤鉴别；还应与脑梗死、蛛网膜下腔出血等脑血管病鉴别。

4.高压氧治疗脑出血性疾病的机制

(1)快速提高脑组织的氧含量及氧储量，增加氧弥散距离，改善脑细胞缺氧状态。

(2)提高有氧代谢，降低组织酸中毒，改善脑的内环境，使 Na^+-K^+-ATP 的活性增加，增加心钠素分泌，减轻脑细胞水肿。

(3)增加椎动脉的血流量，而其缩血管作用可以降低颅内压，在保证氧供的情况下缓解脑水肿。实验证实，0.2MPa 压力下，颅内压可降低 30%，0.3MPa 压力下，颅内压可降低 40%。

(4)促进神经功能恢复,促进昏迷者苏醒。HBO能够加强脑内侧支循环建立,改善和支持神经细胞功能;能通过提高网状激活系统和脑干的氧分压,使正常脑电活动增加,促进患者意识状态以及皮质功能的恢复。

(5)提高抗氧化酶系的活性,包括:超氧化物歧化酶(SOD)、过氧化氨酶(CAT)、谷胱甘肽过氧化物酶(GSH-Px)、谷脱甘肽(GSH)的含量。加强清除自由基和抗氧化能力,减少再灌流对脑组织的损伤。

(6)降低黏附分子水平,通过抑制白细胞的激活和细胞黏附来改善出血后的炎症反应、细胞凋亡及维持血脑屏障的完整性。

5.高压氧治疗脑出血疾病的实施

(1)治疗的适用压力与时间:目前,国内对脑出血患者进行 HBO 治疗一般采取 0.2~0.25MPa 之间。有人认为伴有脑水肿的患者在 HBO 治疗时,其压力不应大于 0.2MPa。有学者通过测量健康志愿者在 HBO 环境下的脑血流量,发现治疗压为 0.2MPa 时,脑血流量随动脉氧分压增高而逐渐减少。而当治疗压高于 0.2MPa后,脑血流量重新呈增加趋势。临床上也可见到:脑血肿清除术后的患者在大于 0.2MPa 压力治疗时,出现头痛加重,手术减压窗张力增高。当压力降至 0.2MPa后,上述情况好转。因此,对于脑水肿期患者的 HBO 治疗,应采取较低压力,当脑水肿消退后,治疗压力可稍提高,以加速脑组织的供血供氧,但仍不宜大于 0.25MPa,否则将抑制脑细胞对葡萄糖的摄取,影响脑代谢。

伴有脑水肿者的治疗压力应为 0.2MPa,吸氧时间 60~80min。脑水肿控制后,压力可升到 0.25MPa,吸氧 60min。

(2)疗程:脑出血患者治疗次数一般≥10 次(一个疗程),以 2~3 个疗程较好。病情有明显改善后,还可适当延长治疗时间。某些医院诊治的个别脑出血患者在完成 3 个疗程 HBO 治疗后继续间断治疗至 50 次以上,患者病情仍有不断好转。也有少数病例仅治疗 2~3 次即有明显效果。总之,临床医生需动态观察患者病情的变化,适当调整治疗周期和总治疗次数,以取得最佳治疗效果。

6.高压氧治疗的禁忌证

(1)绝对禁忌证如活动性出血未控制、肺大泡或严重肺气肿、气胸未处置者。

(2)无法完成高压氧治疗者如患者病情危重,或极度虚弱,生命体征不平稳;频繁癫痫发作或肌强直躁动不能配合吸氧者。

7.注意事项

(1)影像学检查:脑出血患者的 HBO 治疗前最好行脑部影像学检查,如 CT,证实无新鲜出血或血肿增大。对于蛛网膜下隙出血的患者,很多是由动脉瘤等脑血管畸形破裂所致,此类病变往往多发,如有 DSA 检查排除动脉瘤,可减少进舱吸氧的隐患。对于此类患者,进舱前应向患者及家属详细交代病情后才可实施治疗。

(2)考虑血压问题:很多脑出血患者年龄较大,并患有高血压病等其他基础病,进舱前须向家属详细交代病情。年龄较大且长期患有高血压病、动脉硬化的患者,即使在安静状态下也可能发生脑出血。高气压环境对脑血管的舒缩有一定影响。临床医生在选择病例时应充分若虑到这一点,若患者血压高于 21.28/13.97kPa (160/105mmHg),在降压治疗使血压平稳后方可进舱,在治疗中也应做好应急准备。

8.高压氧治疗过程中的注意事项

(1)治疗前:对可能发生的问题要有预见性,并做好充分的准备,制定紧急救治措施。舱内设备、物品、药品均应备置齐全,治疗中要严密观察病情。若治疗后患者病情恶化,应立即停止治疗,找出原因,积极处理。病情好转或稳定后可再恢复治疗。

(2)治疗中:压力不宜过高,加压速度及减压速度不宜过快。治疗中通风换气时,也应尽量保持进出气体的相对平稳,以免波动过大诱发出血。

(3)治疗后:出舱后应继续观察患者病情变化,是否出现新的症状,原有症状是否加重,必要时复查脑部 CT,若血肿加重或出现新的出血应立即停止进舱。

第三节　癫痫

癫痫是一种因神经元突然异常放电所致反复发作的短暂大脑功能失调的慢性疾病。分为原发性癫痫(主要由遗传因素所致)和继发性癫痫(由各种原因的脑损伤所致)。癫痫曾被列为高压氧治疗的禁忌证,认为高压氧下氧自由基增加可能诱发惊厥。但研究结果相反,Wassmann 1980 年实验证明有惊厥的卒中患者脑电图异常随高压氧治疗而改善。Vion-Dury 在 1986 年也证明高压氧对颞叶扁桃体癫痫活动有抑制作用。近年大量临床观察证实高压氧对癫痫有较好的治疗效果,可使部分患者减少或完全停用抗癫痫药物。

一、高压氧治疗癫痫的现状

1.适用高压氧治疗的 EP 的病因

(1)继发性 EP:目前见报道的有颅内感染(病毒、细菌、钩端螺旋体、寄生虫等)、出血性或缺血性脑血管疾病、颅脑外伤、产伤、缺氧性脑病、先天性及发育异常如脑动静脉畸形、各种中毒、热痉挛后遗症、风湿性脑病等。

(2)原发性 EP：约占报道的病例数不足 10%。

2.适用高压氧治疗的 EP 类型　已有的研究几乎涵盖了国际抗 EP 联盟(ILAE)1981 年制定的临床分类法标准所定的各种类型。此外，还有婴儿痉挛症。

HBO 对 EP 的治疗有疗程短、疗效确切、无明显毒副作用等优点。而且对脑部有病损者的精神状态、智力、感官功能及肢体运动功能以及全身各脏器功能均有不同程度的改善与修复，这是单纯 AEDs 治疗所不能达到的。经综合 HBO 治疗后未见 EP 发作加重、发作次数增加及其他毒副作用。只要病例选择恰当，不失为一种新的、安全有效的治疗手段。

二、高压氧治疗癫痫的机制

1.各种病因引起的 EP，大多直接或间接地与脑组织缺氧有关。由于 EP 发作时脑内氧的提取率(OER)下降，加重了组织的缺氧，导致组织生化功能失调：代谢紊乱，细胞免疫功能下降，脑能量消耗增加，脑葡萄糖和糖原储备减少，蛋白和核酸的合成受阻。EP 发作时脑血流量增加，加重了脑水肿，从而进一步加重脑损伤。HBO 能迅速增加血氧含量，促进脑组织的有氧代谢。并通过对脑微循环及脑血流动力学的影响，减轻脑水肿，降低颅内压，有利于受损脑组织修复，改善脑细胞的电生理功能，减少神经元的异常放电。

2.HBO 治疗时，椎-基底动脉系统开放，能维护脑内尾状核、小脑上行性网状结构等抑制系统的功能，间接抑制神经元异常放电。

3.HBO 治疗能促进受损部位脑组织侧支循环的形成，改善了该区的血液供应，使受损神经元的树状突和棘状突得到修复，从而防止了因输入突触丢失所致的自发活动增强。

4.HBO 还使血脑屏障(BBB)结构得到修复，增强其稳定性。防止血液内兴奋性物质对局部神经元的影响。

5.活性氧增多在 EP 的发生机制中起到某种作用。但治疗剂量的 HBO 通常不会导致活性氧生成过多，反因 HBO 治疗诱发的机体活性氧清除酶的表达和活性增强而拮抗活性氧，并维持于新的动态平衡中，从而不会引起活性氧对生物膜的破坏而致脑损伤。

6.HBO 有抑制机体免疫的作用，机体免疫功能的低下又与部分 EP 的发生关系密切。但如果某些疾病引起的缺氧导致细胞免疫功能异常而诱发 EP 发作,则由于 HBO 能纠正机体的缺氧状态,抑制自身抗体的产生,而对 EP 产生治疗作用。

此外,HBO 治疗 EP 可能不是通过直接抑制脑组织的异常兴奋点,而是通过治愈继发性 EP 的病因来控制 EP 发作;消除原发性 EP 发作后对脑组织所造成的缺氧性损害而缓解症状、减轻发作。从这一点来说,HBO 不能根治原发性 EP。

三、高压氧治疗 EP 的临床问题

1.治疗方案　大多采用多人空气加压舱,也有一些采用单人氧气加压舱。按不同病因、病程、年龄制定治疗方案,压力采用 0.14~0.25MPa(1.4~2.5ATA),每天 1 次,10~20 次为 1 个疗程。疗程间休息 5~7d。大多数认为治疗应不少于 30 次,最好行 50~60 次治疗。

2.影响疗效的因素

(1)病因:HBO 治疗对大多数继发性 EP 除颅内占位性、先天性变性疾病或发育异常者外大多有效;对原发性 EP、脑动静脉畸形等的疗效还有待进一步探讨。

(2)发作类型:除婴儿痉挛症及复杂部分性发作外,其他发作类型疗效均较好。

(3)病程:HBO 治疗越早越好,病程短者获得控制的时间短于病程长者。

(4)治疗次数:疗效与获得控制所需的 HBO 治疗次数多少有关,继发于某些急性疾病的早发性 EP 获得控制所需的次数比在疾病的康复期出现的或慢性疾病所致的迟发性 EP 要少。治疗有效者其疗效随着治疗次数的增加而提高。说明足够的治疗次数和疗程是必要的。

3.注意事项

(1)病例选择:以下患者尽可能改用其他方法治疗:①先天性或发育异常或变性疾病者(如结节性硬化、脑动静脉畸形等);②频繁 EP 大发作者;③脑肿瘤、脑占位病变者;④其他不宜行 HBO 治疗者。

(2)发作时间有规律可循者应安排把 HBO 治疗的时间错开。

(3)由于疗程较长,应酌情使用维生素 C、维生素 E 等抗氧化剂或 GABA,预防氧中毒的发生。

(4)治疗压力不宜太高,一般应控制在 0.25MPa 以下。否则容易诱发氧惊厥,增加在减压过程中发生抽搐的机会。治疗中也存在局灶性 EP 发作泛化转为 EP 大发作或 EP 大发作进入 EP 持续状态的可能性,故采用单人 HBO 舱或没有过渡舱的多人舱治疗可能是危险的,因不便于在出现这一情况时实施抢救。

4.高压氧治疗下 AEDs 的使用

(1)对 HBO 治疗前未使用 AEDs 者,可暂不使用 AEDs。在治疗过程中仔细观察其症状与体征的变化,再考虑是否加用 AEDs。实践证明,绝大多数患者随着 HBO 治疗次数的增多,EP 可能逐步好转或得到控制。

(2)在 HBO 治疗前已用 AEDs 者,不可突然停药,以防出现戒断反应,可在治疗开始后,视病情逐步减少 AEDs 的服用量和服用次数。减药速度不可太快,等发作控制后再减至维持量直至停用。这一过程可长可短,或许长的不少于半年。

第四节　冠状动脉粥样硬化性心脏病

冠状动脉粥样硬化性心脏病是冠状动脉壁粥样硬化而致管壁痉挛,管腔狭窄阻塞导致心肌缺血、缺氧而引起的心脏病,简称冠心病,亦称缺血性心脏病。高压氧治疗对冠心病有明显的疗效,高压氧治疗后心绞痛减轻,发作次数减少或完全停止,心功能改善,运动负荷增加。高压氧对心肌梗死有明显的疗效,动物实验发现多数动物通过代偿功能完全恢复,少数动物心肌梗死范围缩小,或免于发生梗死。临床证实高压氧治疗对心前区疼痛、酸中毒、低氧血症、肺水肿、心律失常及心源性休克有明显的缓解作用,可使心源性休克和心力衰竭患者的死亡率显著降低。

一、冠心病的临床分型

表 5-1　冠心病的临床分型

类型	特点	病检
无症状型(隐匿型)	无症状,但静息时或负荷试验后有 ST 段压低,T 波低平或倒置	病检心肌无明显组织形态变化
心绞痛型	有一过性心肌缺血而致发作性胸骨后疼痛有 ST 段压低,T 波低平或倒置	病检心肌无明显组织形态变化或有纤维化改变
心肌梗死型	有症状,并有典型的心电图表现	有心肌缺血坏死
心肌病型	临床表现与扩张型心肌病相似,可出现心力衰竭和心律失常	心肌纤维化、心脏扩大
猝死型	缺血心肌局部发生电生理紊乱,引起严重的室性心律失常	

以上表5-1五型也可合并出现。急性冠状动脉综合征：是由冠状动脉内粥样斑块破裂-出血-血栓形成-冠脉完全或不完全阻塞所致。临床表现可为不稳定型心绞痛、急性心肌梗死或猝死。约占冠心病患者的30%。冠心病以动脉粥样硬化最多，其他少见病因有梅毒、炎症、栓塞、结缔组织病、创伤、先天畸形等。

二、诊断

一般根据病史、临床表现、心电图及实验室检查常可作出诊断，如果心电图不能诊断或需要明确病变部位及程度还可采用彩色B超、放射性核素、心向量、心导管造影等检查。

三、常规治疗

治疗原则是防治动脉粥样硬化（合理饮食，监控血脂和血压），避免诱发因素（禁烟、少饮酒、不暴食，防治高血压和高血脂），扩血管药物（主要为硝酸酯类）与氧疗并用，改善冠脉供血供氧，降低心肌耗氧（可酌情选用β受体阻滞剂、钙拮抗剂），纠正心电紊乱，可适当应用抗凝及保护心肌等治疗。

（一）心绞痛的治疗

1.终止发作　安静休息、吸入氧气，舌下含服硝酸甘油或硝酸异山梨醇酯。

2.预防发作　口服戊四硝酯、β受体阻滞剂、钙拮抗剂。药物不能控制者采用冠状动脉搭桥术治疗。

（二）心肌梗死的治疗

1.立即卧床休息，吸入氧气。

2.解除疼痛与焦虑　可注射哌替啶、地西泮；静滴硝酸甘油或罂粟碱，疼痛顽固者可用冬眠疗法。

3.消除心律失常　常用利多卡因，心动过缓时用阿托品，必要时用电复律或心脏起搏器。

4.控制休克　适当补充血容量，纠正酸中毒，应用多巴胺，或用间羟胺、去甲肾上腺素维持血压。

5.治疗心力衰竭　急性左心衰可给予吗啡与利尿剂，梗死24小时内不用洋地黄，以免引起室性心律失常。

6.其他治疗　为挽救濒死心肌，防止梗死扩大，可酌情应用溶栓剂尿激酶，抗凝剂如肝素、糖皮质激素、极化液、能量合剂等。

四、高压氧治疗冠心病的机制

1.增加心肌的供氧　　HBO 治疗可使血液及组织液中物理溶解氧增加,HBO可增加冠状动脉及心肌内氧的贮备(常规 HBO 治疗可提高组织氧贮量 3～6 倍),因而可以缓解因动脉狭窄、痉挛、阻塞所致心肌缺氧而造成的一系列损害,避免心肌梗死或缩小梗死范围。

2.降低心肌耗氧,保护缺氧心肌　　HBO 可使心率减慢和心肌收缩力减弱,从而心肌耗氧量降低(一般可降低 20%左右)。

3.改善微循环和促进侧支循环建立　　实验证明 HBO 对正常血管有收缩作用,但对病变区的血管却有扩张作用,使病变区供血增加。同时 HBO 可促进心肌的侧支循环建立,改善微循环功能,使缺血心肌得到较多的血和氧。

4.挽救濒死心肌,防止梗死区域扩大　　HBO 的穿透力是常压氧的 2～3 倍,从而能使缺血心肌或难以获得氧供的细胞如水肿的细胞得到氧供,改善局部酸中毒和水肿,从而对梗死心肌周围缺血心肌有良好的保护作用,可逆转其缺氧性损害,防止坏死的发生和梗死范围的扩大。动物实验证实 HBO 可使梗死区域体积缩小,对早期梗死有明显的治疗作用。

5.减轻和消除心律失常　　有较强穿透力的 HBO 可消除心肌供血障碍所致的氧梯度,改善心内传导,降低梗死区环磷酸腺苷及生物胺类,使心电活动趋于稳定,从而防止或减轻心肌缺氧所致的心律失常。

五、基础研究进展

1.动物实验研究　　国内外大量的动物实验证明,HBO 治疗可以增加心肌梗死实验动物的存活率,降低死亡率。可以使心肌梗死范围缩小、心律失常发生率下降、心电图显著改善。通过 HBO 对大鼠急性心肌缺血组织能量代谢的影响研究发现,HBO 可以使急性心肌缺血大鼠的心肌 ATP 含量与酶活力恢复,可以有效保护缺血的心肌。

2.HBO 对人体心血管功能的影响　　在 0.3MPa 氧压下心血管功能有许多变化。心率变慢是 HBO 作用下典型和规律性反应,HBO 治疗时心率可减慢 15～28次/分,为初始水平的 20%～37%。这些变化的持续时间和显著程度与 HBO 治疗的压力-时程成正比。呼吸 0.3MPa 纯氧时小动脉和毛细血管收缩,血管总外周阻力可增加 15%～20%。脉压降低,循环血量减少(一般在 10%以内)。这种现象在除肺以外的几乎所有器官都能观察到。与此同时,血压常表现为舒张压升高 1.33～3.33kPa,收缩压亦有升高,但多数情况下变化不明显。HBO 环境下机体溶解氧增加,心脏缺血区的氧含量也增加,冠脉血流动力和心肌传导系统得到改善。研究证实,在 HBO 作用下缺血组织的血管得以扩张,血流速度加快,微循环明显改善。血管血流描记法研究证实,在 0.2MPa 氧压下暴露 10～15min,缺血的四肢血供可以增加到足够适宜的水平,维持代谢。组织学研究证明,心肌损伤部位的瘢痕形成及侧支循环的建立,在 HBO 下出现均比较早。

3.HBO 对 CHD 患者相关病理因素的影响

(1)C-反应蛋白(CRP):目前研究认为,CRP 是一种与炎症有关的急性期蛋白,是内皮功能失调和动脉粥样硬化(AS)的重要标志物。在 AS 发生和发展中起着重要作用。CRP 可能在 AS 的炎症反应过程中起了促进作用。CRP 存在于病变处(尤其是内膜),可以削弱外周骨髓内皮祖细胞(EPCs)对受损血管内皮细胞的修复作用,促进 AS 的进展和(或)导致动脉粥样斑块不稳定。CRP 水平可用于预测 CHD 患者的生存和冠心病不良事件的发生风险。研究发现,急性冠脉综合征患者血清中 CRP>3.0mg/L 时提示预后不良。不稳定心绞痛患者血清 CRP 水平明显高于稳定性心绞痛患者。Biasucci 等认为,CRP 水平的上升与不稳定性心绞痛患者的住院期内及 1～2 年后新的急性冠脉事件发生的危险增加有关,也与临床表现为"正常"的 CHD 患者远期死亡和心肌梗死发生的危险增加有关。临床研究结果表明,炎症反应可使局部血管内皮激活,粥样斑块产生裂隙,从而引起不稳定性心绞痛和心肌梗死的发生。炎症过程在冠状动脉病变的发生、发展和粥样斑块的不稳定方面起了主要作用,Rifai 等评估了前瞻性临床研究之后认为,CRP 对 CHD 不良事件的发生有预报价值,显示在健康的男性和女性中,CRP 是一个心血管疾病的独立危险因子。因此,CRP 的水平与 CHD 的发生、发展和预后紧密相关。研究发现,HBO 治疗可显著降低 CHD 患者 CRP 的含量。有效地降低 CRP 水平是预防 CHD 的良好途径,从而提示 HBO 可以减少 CHD 患者的突发事件,改善 CHD 患者的预后。

(2)肌红蛋白(Mb):Mb 水平的变化从一定程度上反映了心肌细胞功能的恢复和心肌受损区域的变化情况。心肌受损后,存在于人体心肌中的 Mb 释放于血中,使血清 Mb 含量增高,其升高的幅度与心肌受损程度有关。研究发现,联合 HBO 治疗比单纯药物治疗能更明显地降低 CHD 患者血清 Mb 浓度。

（3）凝血功能及血液流变学：高黏滞血症及高凝状态是导致微循环障碍及血栓形成的重要因素。目前临床上通常需要通过单独或联合使用抗血小板、抗凝、甚至溶栓药物来对血流变和凝血功能进行干预，减少血栓栓塞、降低栓塞相关死亡率，但另一方面可增加出血风险，而严重出血使死亡率增加。对 CHD 合并血脂异常患者的研究发现，CHD 患者经 HBO 治疗 2～3 个疗程（每个疗程 10d）后，血流变学及凝血功能的各项指标有明显好转，血流恢复正常。

（4）心钠素（ANF）：这是心房合成的一种肽类激素，可以直接扩张血管，并能促进多种血管内皮扩张物质的合成分泌。动脉中层的血管平滑肌细胞的异常增殖及从中层迁移到内层是血管内膜损伤及动脉粥样硬化的一个关键过程。在血管平滑肌细胞和内皮细胞中，ANF 显示有直接对抗有丝分裂的作用；并作为一种免疫调节肽类激素，通过抑制其他促血管内皮及平滑肌细胞增殖的细胞因子包括 TNF-α，对冠状动脉粥样硬化与再狭窄起到抑制作用，还可减少缺血再灌注所造成的细胞损害。HBO 可降低冠心病患者血浆心钠素浓度。

（5）皮质醇：有研究显示，CHD 组皮质醇水平明显高于正常对照组。皮质醇水平增高可能是冠心病发病因素之一，可能机制：①对甲状腺功能轻度抑制作用，致使甲状腺功能不足；②对性腺功能抑制作用，导致雌激素分泌不足；③皮质醇首先使储存的脂肪动员，使三酸甘油分解为甘油和脂肪酸，血游离脂肪酸增高，同时被肝脏摄取增多，将它转变为中性脂和磷脂释放入血，导致高脂血症；④抑制黏多糖特别是硫酸软骨素的合成，从而使血管通透性增高，透明质酸活力也增强。这些均可影响血管运动、脂质代谢、血管壁的合成代谢而有利于粥样硬化病的形成。HBO 可降低 CHD 患者血浆皮质醇浓度。

六、临床研究进展

临床研究报告中，HBO 治疗 CHD 最多的是在心绞痛型冠心病以及心肌梗死处理后的 CHD 方面。以往对冠状动脉内支架置入术后的 CHD 患者行 HBO 治疗，认为在理论上存在一定的不安全因素，如压力升高、心动过缓等，有可能诱发不良心脏事件，但近年来随舱观察结果显示，HBO 治疗过程中患者生命体征平稳，仅个别患者发生舱内心绞痛，含服硝酸甘油后可以迅速缓解，无严重心律失常、心功能衰竭、再发心肌梗死等严重并发症发生。因此 HBO 治疗 CHD 心绞痛型和心肌梗死型的病例数也不断增加。

对 72 例 CHD 心绞痛型患者通过临床症状和心电图改善两个评判标准的分

析,发现 HBO 治疗组临床疗效明显高于对照组。此外,HBO 治疗能较好地改变 CHD 患者原来异常的左室舒张充盈功能,左室的顺应性及舒张功能明显好转,左室泵血功能提高,左室收缩功能改善。HBO 治疗后,CHD 患者不但症状有所改善,而且单光子发射计算机断层显像术(SPECE)检查发现,CHD 缺血心肌区域治疗后比治疗前血流灌注明显改善。对于冠状动脉支架成形术后的患者,在常规治疗的基础上配合 HBO 治疗,可以有效降低支架内再狭窄的发生率和主要不良心脏事件(包括死亡、心绞痛及非致死性心肌梗死)的发生率。

七、适应证

1.心绞痛,无论是劳累型还是自发型或变异型心绞痛患者,均可应用 HBO 治疗。

2.急性心肌梗死早期,尤其合并心源性休克者。

3.心肌梗死恢复期及梗死后综合征。

4.冠心病合并急性左心衰竭。

5.冠心病合并脑梗死。

6.冠心病心律失常,如心动过速、频繁期前收缩、I 度房室传导阻滞等。

7.冠心病的冠状动脉搭桥术及术后合并中枢神经系统功能障碍。

8.冠心病猝死复苏成功后,可适当配合 HBO 治疗,以稳定循环功能,促进脑功能恢复。

八、治疗方法

1.空气加压舱压力采用 2～2.5ATA,吸纯氧 30min 后吸空气 5min,重复 2～3 次,每日 1～2 次,10 日为 1 疗程,疗程结束后休息 1～2d。

2.氧气加压舱压力采用 2ATA,连续吸氧 45～60min,每日 1～2 次,疗程同上。

3.心源性休克、心力衰竭、冠状动脉搭桥术后患者进行 HBO 治疗时需在多人舱内进行,必须有医务人员陪护,压力用 2～2.5ATA,采用无阻力吸氧,心源性休克者可在 1.8ATA 压力下延长治疗数小时。

九、注意事项

1.与冠状动脉扩张药物(硝酸酯类)并用。

2.对急性心肌梗死及其他危重病患者应周密设计治疗方案,并与内科医生共同协作完成,舱内应备有监护抢救设施,随时准备对病情突变进行处理。

3.可合用抗氧化剂如维生素 C、维生素 E、辅酶 Q 等,以减轻不良反应和增强疗效。

第五节　溃疡性结肠炎

溃疡性结肠炎或慢性非特异性溃疡性结肠炎是一种原因不明的慢性结肠炎,病变主要影响结肠黏膜,且以溃疡为主,多累及远端结肠,但可向近端扩展,以至遍及整个结肠。主要症状有腹泻,粪便中含血、脓和蛋白液,以及腹痛。病程缓慢,病情轻重不一,有缓解和反复发作的趋势。

一、临床概述

(一)病因

溃疡性结肠炎的病因至今尚不明确,一般认为与以下因素有关。

1.感染因素　本病结肠黏膜的炎症性改变与许多感染性腹泻相似,但经广泛探索,包括用微生物学方法未能一致地在本病中鉴定出细菌、病毒或真菌;而且,并无本病在人群间传染的证据。

2.精神因素　有人认为神经精神因素可能为本病的主要原因。大脑皮质活动障碍可导致自主神经系统的功能紊乱,产生肠道运动亢进,肠血管的平滑肌痉挛收缩,组织缺血,毛细血管通透性增高,从而形成结肠黏膜的炎症、糜烂及溃疡,但临床上很少见到结肠过敏发展成慢性非特异性溃疡性结肠炎。

3.遗传因素　近年来注意力已经集中在本病的免疫学基础,重要的发现如下:

(1)患者血清中存在非特异性的抗结肠抗体,且在本病患者的大肠组织内层分离出抗体,此种抗体作用于肠黏膜上皮细胞。

(2)患者的淋巴细胞在组织培养中可使结肠上皮细胞遭受损伤。

(3)患者的血清常含有一种或几种抑制巨噬细胞移行的因素。

(4)本病患者常伴有免疫性疾病,诸如虹膜炎、眼色素层炎、结节性红斑、多关节炎及系统性红斑狼疮等。

(5)溶血酶的破坏作用,肠道分泌过多的溶菌酶,破坏黏液的保护作用,因而招致细菌侵入,发生黏膜坏死。

(6)过敏学说:由于少数病例对某种食物过敏,如从食物中排除或脱敏后,病情好转或痊愈。

(二)病理生理

病变多累及直肠和乙状结肠,也可延伸到降结肠和整个结肠。最早发生的病变是肠腺基底部的隐窝炎,隐窝上皮损伤,多形核白细胞侵入而形成隐窝脓肿。许多细小脓肿连接起来炎症和坏死的过程扩大,从而产生溃疡。在早期结肠黏膜呈水肿、充血、出血等病变。此后形成椭圆形小溃疡,先沿结肠的纵轴发展,继则融合成为广泛不规则的大片溃疡,严重者几无完整的结肠黏膜,可见到散在的残余黏膜,黏膜有炎性渗出物覆盖。组织病理检查可见到肠腺隐窝糜烂和溃疡,边缘有细胞浸润,以淋巴细胞与浆细胞为主,在急性发作或有继发感染时,则可见到大量中性粒细胞。病变肠壁的血管常有血栓形成。

(三)临床表现

溃疡性结肠炎主要表现为腹痛、腹泻、粪便中带有黏液和脓血。

1.腹痛　因病变多累及远端结肠,所以腹痛以左下腹为多见,不剧烈,排便后可以减轻。

2.腹泻　慢性或缓解期每日 3~5 次,呈粥样,急性发作期或严重者每日排便10~30 次,便中可有黏液及脓血或呈血水样,累及直肠病例可有里急后重现象。

3.上腹部饱胀不适感　可有恶心、呕吐。

(四)临床检查

1.查体　左上腹或全腹部有压痛,肠鸣音亢进,常可触及如硬管状的降结肠或乙状结肠。轻型病例或在缓解期可无阳性体征。

2.直肠指检　常有触痛,肛门括约肌常痉挛,但在急性中毒症状较重的患者可松弛和放开。

3.纤维结肠镜检　可见肠黏膜充血、水肿、易出血、急性期者可有多数形状不规则的溃疡,晚期可有肠壁增厚,肠腔狭窄假息肉形成,甚至可见恶变病灶。

4.X 线钡剂灌肠　可见结肠黏膜混乱,结肠袋型加深或消失,肠壁痉挛,溃疡所引起的外廓小刺或齿状阴影。

二、常规治疗

1.一般治疗　给予易消化食物,避免牛奶及奶制品,重症患者应卧床休息,输液、输血、静脉高营养。

2.药物治疗

(1)抗感染药:常用柳氮磺吡啶。

(2)糖皮质激素(氢化可的松或地塞米松):可减轻炎症与中毒症状,与免疫抑制剂(硫唑嘌呤)合用可抑制自身免疫过程,改善病情。

(3)对症用药:腹痛用颠茄或盐酸山莨菪碱;食欲差者用健胃药;腹胀用胃肠动力药(如西沙必利)。

3.手术治疗　有肠穿孔、脓肿与瘘管形成,中毒性巨结肠及癌变者应手术治疗,做回肠造瘘术或全结肠切除术。

三、高压氧治疗的机制

HBO 治疗炎症性肠病的机制主要如下:

1.纠正缺氧　HBO 治疗可以提高血液组织内的氧分压,改善肠黏膜的氧供,纠正肠黏膜局部缺血缺氧的状态,促进细胞增生和胶原纤维的形成,利于溃疡愈合;HBO 还促进侧支循环的建立,同样可以改善黏膜血供,促进溃疡愈合。

2.减轻炎症　HBO 条件下,血管收缩,渗出减少,有利于减轻组织水肿及炎症吸收;能减轻肠壁微血管内皮细胞的损伤,使肠壁毛细血管及肠黏膜细胞的通透性降低,减轻肠壁充血和水肿;HBO 还可抑制肠道内厌氧菌的生长,减少了细菌毒素对肠黏膜的刺激。减轻炎症反应。

3.抑制免疫　HBO 下肾上腺皮质激素分泌增加,抑制免疫功能,防止复发。

4.清除氧自由基　HBO 可使机体恢复正常的有氧代谢和生理功能,机体抗氧化能力得到改善和加强,足以清除 HBO 下增加的氧自由基和疾病所致的过多自由基,保护肠壁细胞免受自由基的氧化损伤。

5.增强抗生素的作用　有证据表明,HBO 可以增强抗生素的作用,HBO 下的灭滴灵的抗菌作用得到加强。

四、高压氧治疗方案

治疗压力为 0.20～0.25MPa,用面罩吸氧,吸氧时间 60～80min,每日 1 次,10 次为 1 疗程。每日 1 次,10～12 次为 1 个疗程,一般可连续 3～5 个疗程。

五、注意事项

1.在对溃疡性结肠炎治疗之前,应排除该病未发生癌变,患者一般情况尚可,病程不宜太长。

2.对需 HBO 治疗的患者进舱前要求少进食物,并给予口服阿托品 0.3mg,以减轻肠蠕动。

3.疗程宜长,一般≥30 次,短期无效不应放弃治疗。

4.宜同时并用维生素 E,一般尽量不并用糖皮质激素。

第六节　糖尿病

糖尿病是一种因胰腺分泌胰岛素绝对或相对不足,导致血液中葡萄糖浓度增高,临床上以多饮、多尿、多食、体重减轻为特征的代谢障碍性疾病。糖尿病可分为胰岛素依赖型(1 型)和非胰岛素依赖型(2 型)两类,后者占本病的 90％以上。

高压氧对糖尿病的治疗作用已得到国、内外学者们的肯定。早年就有报告应用高压氧治疗后胰岛素用量减少,并认为是与抑制胰高血糖素和生长激素,提高组织对胰岛素的敏感性有关。并证明高压氧与胰岛素及饮食治疗联合应用,可在 12～18 天内使组织的糖酵解、三羧酸循环等代谢过程明显改善。有观察发现高压氧治疗后空腹血糖及餐后 2 小时血糖明显下降,葡萄糖利用常数明显上升,其原因与高压氧增加机体对胰岛素的敏感性,减少糖尿病患者的胰岛素抵抗有关。高压氧能有效改善糖尿病患者的周围神经传导速度,且治疗越早,疗效越好。有观察发现高压氧治疗后,有糖尿病性神经病变的患者眼动脉血流增加,认为这与高压氧改善自主神经功能不平衡有关。高压氧治疗对常规治疗无效的溃疡性糖尿病足有很好的治疗效果。其治疗作用可能与高压氧提高损伤组织的氧张力水平,增强白细胞的噬菌能力和抑制厌氧菌的毒素形成有关。

一、病因与发病机制

病因与发病机制不完全清楚。各种原因引起的胰岛功能减退,导致胰岛素分泌绝对或相对不足,均可导致机体代谢紊乱,血液中葡萄糖浓度增高,引发糖尿病。目前已知糖尿病与以下因素有关:

1.**遗传因素**　在糖尿病患者的亲属中本病的发病率较非糖尿病患者的亲属明显增高。父母患病者,其子女约1/3患本病。同胞兄妹发病率可高达38%,双胞胎则90%共同发病。糖尿病属常染色体隐性遗传。

2.**环境因素**　高热量、高脂肪饮食,尤其是精炼糖类及饱和脂肪等高能量食品摄入增多,体力活动减少等导致肥胖,使糖尿病发病率明显增多。

3.**胰岛病变、胰岛素受体不足、缺陷及胰岛素抵抗因素**　胰岛病变可导致胰岛素分泌缺乏或延迟,脂肪细胞膜上胰岛素受体不足及亲和力下降致使结合差,对胰岛素敏感性降低,血液中存在抗胰岛素抗体等,均可导致胰岛素绝对或相对不足。

4.**病毒感染**　糖尿病与柯萨奇病毒感染有关。此病毒多侵袭儿童,健康儿童带病毒率为5%~50%,主要经肠道传播,引发胰岛炎,导致淋巴细胞浸润,β细胞坏死。在自身免疫功能低下和存在人类白细胞抗原(HLA)基因遗传等因素的患者,柯萨奇病毒就有可乘之机。

二、临床表现

1.**胰岛素依赖型(1型)**　多发生于青少年,起病较急,病情较重,有烦渴、多饮、多尿、多食、消瘦、疲乏无力等症状,血糖及尿糖均高,胰岛素分泌功能显著低下,致糖、蛋白质与脂肪代谢严重紊乱,患者易出现酮症酸中毒。

2.**非胰岛素依赖型(2型)**　多发于40岁以上肥胖者或老年人,起病隐匿、缓慢,病情轻微,一般不发生酮症酸中毒,不少患者早期无症状,不易诊断。无症状期又称隐性糖尿病,偶在体查或检查其他病时被发现,而当症状出现被确诊时往往已历时数年甚至十数年。此期空腹血糖正常,尿糖阳性,餐后2小时血糖偏高或糖耐量试验不正常。糖尿病的典型症状烦渴、多饮、多尿、多食在2型糖尿病中不甚明显,消瘦更少见。常见的症状为疲乏无力、皮肤瘙痒、四肢麻木、口干、腰腿酸软、性欲下降、月经不调、消化不良、视力障碍、易感染等。2型糖尿病常无体征,但并发症较多,如心、脑血管病、周围神经病、肾脏病、眼病变等。

三、诊断

世界卫生组织及美国糖尿病协会专家委员会 1999 年及 2001 年公布的标准为：

1.空腹血浆静脉葡萄糖值≥7.0mmol/L(126mg/dl)。

2.或葡萄糖负荷后两小时血浆静脉葡萄糖值≥11.1mmol/L(200mg/dl)。

3.或两者同时具备,可诊断为糖尿病。

四、治疗

(一)常规治疗

1.饮食控制　饮食控制是对糖尿病的基础疗法,应严格执行和长期坚持。每日摄入总热量为 120～160kJ/kg 体重,食品中蛋白质含量为每日每公斤体重 1.5～2.0g,脂肪 0.6～1.0g,其余为糖类。每日 3 餐的热量可按 1/5、2/5、2/5 或 1/3、1/3、1/3 分配,热量及食谱也可根据血糖及体重变化进行调整。

2.降血糖药物　常用药物为口服降糖药甲苯磺丁脲(D860)、格列本脲、苯乙双胍(DB)、氯磺丙脲、格列吡嗪等,每日 1～3 次,以求获得良好的血糖控制。

胰岛素主要用于 1 型糖尿病、酮症酸中毒、糖尿病合并重症感染、患者施行大手术前后、妊娠分娩时或 2 型糖尿病经饮食控制及口服降糖药未能获得良好疗效者,常用制剂为胰岛素及中性鱼精蛋白胰岛素,每日 1～4 次皮下注射,剂量可按血糖与尿糖测定结果进行调整。

3.防治并发症。

(二)高压氧治疗

1.治疗原理

(1)高压氧能使有氧代谢旺盛,葡萄糖消耗增加致血糖降低;且抑制糖的无氧酵解使乳酸生成减少,血液 pH 值上升,代谢性酸中毒减轻或消失。

(2)高压氧下机体组织的氧供充足,ATP 生成增多,增强胰岛素分泌功能。

(3)高压氧可改善组织的氧供,纠正末梢神经的缺氧状态,对因糖化血红蛋白增加而导致的组织缺氧与末梢神经病变有治疗作用。

(4)因高压氧可提高损伤组织的氧张力水平,并能增强白细胞的噬菌功能以及抑制厌氧菌的毒素生成,从而对糖尿病性溃疡具有良好疗效。

(5)高压氧可促进侧支循环的建立,从而对缺氧所致的并发症,如周围血管病、脑血栓形成等有良好疗效。

(6)高压氧可使交感神经兴奋性相对降低,体内抗胰岛素物质产生减少,有利于血糖稳定和恢复正常。

2.治疗方法　常用治疗压力为2～2.5ATA。每日治疗1次,10次为1疗程,总疗程30次。糖尿病合并皮肤损害及末梢神经炎患者疗次需要增加。

3.治疗机制

(1)HBO使血氧及组织中氧含量增多,有氧代谢旺盛,葡萄糖消耗增加,致血糖降低、尿糖减少,同时糖的无氧酵解受到抑制,乳酸生成减少,血液pH值上升,代谢性酸中毒减轻或消失。

(2)HBO可改善微循环与细胞代谢,使ATP形成增多,有利于胰岛功能恢复,胰岛素分泌增加,糖代谢紊乱得以纠正。

(3)HBO可改善组织的氧供应,纠正末梢神经的缺氧状态,对因糖化血红蛋白增加而导致的组织缺氧与末梢神经病变有治疗作用。

(4)HBO对糖尿病合并动脉硬化引起的组织供血不足与慢性缺氧损害有良好治疗效应,尤以对外周血管病变引起的皮肤损害可促进愈合。

(5)HBO可增强迷走神经张力(交感神经兴奋性相对较低),体内抗胰岛素物质产生减少,有利于血糖稳定和恢复正常水平。

4.治疗指征

(1)2型糖尿病。

(2)1型糖尿病经饮食控制与降血糖药物治疗效果欠佳者。

(3)糖尿病合并神经系统病变如周围神经炎。

(4)糖尿病合并血管病变,如心、脑供血不全,下肢皮肤溃疡和坏疽。

(5)糖尿病引起的视网膜病变与视力减退。

5.注意事项

(1)控制血糖、血压及改善患者全身状况是治疗糖尿病慢性并发症至关重要的基础措施。HBO仅为综合治疗手段之一,不能取代糖尿病的基本治疗。

(2)由于HBO具有一定的降血糖作用,因此必须注意观察患者血糖变化,及时调整降糖药物剂量,谨防低血糖症的发生。患者每次进舱治疗时可嘱其准备数块糖果,如遇心悸、出汗、手抖、饥饿感等症状出现,可按医务人员的指导及时服用。

(3)体质过度虚弱及严重营养不良的患者不宜采用HBO治疗。

(4)妊娠期糖尿病患者不轻易选择HBO治疗,尤其是妊娠早期患者。

　　(5)与 HBO 医学的其他领域相比,目前内分泌方面的研究尚欠缺,且存在不同的观点。HBO 治疗糖尿病并发症的报道,多数是基于临床效果的验证,鲜见符合循证医学基本原则的大样本、多中心临床实验研究成果。在治疗方法和时机的选择方面尚需进一步探讨。

第六章　高压氧在外科中的应用

第一节　颅脑损伤

　　高压氧对各种脑损伤:包括原发性脑损伤(如脑震荡、弥散性轴索损伤、脑挫裂伤)和继发性脑损伤均有明显的治疗效果。高压氧治疗对防治脑水肿、降低颅内压,恢复意识、消除局灶症状与体征(如头痛与恶心呕吐、颅内压增高、自主神经功能紊乱)效果显著。近年来经过长期广泛的应用提示高压氧可以促进脑细胞和神经功能恢复,降低死亡率,提高治愈率,减少后遗症和缩短病程。高压氧对脑外伤有较显著的治疗效果。高压氧治疗脑损伤可以减轻脑水肿,降低颅内压,改善脑电图,促进脑细胞和神经功能恢复,提高治愈率,降低死亡率,减少后遗症和缩短病程。也是目前临床应用高压氧治疗患者最多的病种之一。

一、颅脑损伤分类及临床特点

　　颅脑损伤分为原发性损伤和继发性损伤。原发性脑损伤:指暴力作用于头部时立即发生的脑损伤。继发性损伤包括:脑出血、脑缺血、缺氧、高乳酸血症、高血糖、细胞毒性介质释放、脑水肿、颅高压等。

(一)原发性脑损伤的分类及特点(表 6-1)

表 6-1　原发性脑损伤的分类及临床特点

分　类	特　点
1.脑震荡	表现为一过性的脑功能障碍,显微镜下可见神经组织结构紊乱。主要症状是受伤当时立即出现短暂的意识障碍,可为神志不清或完全昏迷,常为数秒或数分钟,一般不超过半小时。清醒后大多不能回忆受伤当时乃至伤前一段时间内的情况,称为逆行性遗忘。重者在意识障碍期间可伴有皮肤苍白、出汗、血压下降、心动徐缓、呼吸浅慢、肌张力降低、生理反射迟钝或消失等,但随着意识的恢复很快趋于正常。此后可能出现头痛、头昏、恶心、呕吐等症状,短期内可自行好转。神经系统检查无阳性体征,脑脊髓检查无红细胞,CT 检查颅内无异常发现

分　类	特　点
2.弥散性轴 索损伤	由惯性力所致的弥散性脑损伤,由于脑内产生剪切或牵拉作用,造成脑白质广泛性轴索损伤。病变可分布于大脑半球、胼胝体、小脑或脑干。显微镜下可见轴突断裂,可与脑挫裂伤并存或继发脑水肿,使病情加重。主要表现为受伤当时立即出现时间较长的昏迷。昏迷原因主要是广泛的轴索损害,使皮层与皮层下中枢失去联系。若累及脑干,患者可有一侧或双侧瞳孔散大,光反射消失,或同向凝视等。神志好转后,可因继发脑水肿而再次昏迷。CT 扫描可见大脑皮质与髓质交界处、胼胝体、脑干、内囊区域或三脑室周围有多个点状或小片状出血灶;MRI 能提高小出血灶的检出率
3.原发性脑 干损伤	不同于因脑疝所致的继发性脑干损伤,其症状与体征在受伤当时即已出现,不伴有颅内压增高表现。单独的原发性脑干损伤较少见,常与弥散性脑损伤并存,主要表现为受伤当时立即昏迷,昏迷程度较深,持续时间较长,瞳孔极度缩小或大小多变,对光反应无常,眼球位置不正或同向凝视,出现病理反射、肌张力增高、中枢性瘫痪等锥体束征以及去大脑强直等。累及延髓时,则出现严重的呼吸循环功能紊乱。MRI 检查有助于明确诊断,了解伤灶具体部位和范围
4.下丘脑 损伤	常与弥漫性脑损伤并存。主要表现为受伤早期的意识或睡眠障碍、高热或低温、尿崩症、水与电解质紊乱、消化道出血或穿孔,以及急性肺水肿等。这些表现如出现在伤后晚期,则为继发性脑损伤所致
5.脑挫裂伤	大脑皮质损伤,可为单发,亦可多发,好发于额极、颞极及其底面。小者如点状出血,大者可呈紫红色片状。显微镜下,伤灶中央为血块,四周是碎烂或坏死的皮层组织以及星芒状出血。脑挫裂伤的继发性改变,如脑水肿和血肿形成。前者通常属于血管源性水肿,可于伤后早期发生,一般 3～7 天内发展到高峰,在此期间易发生颅内压增高甚至脑疝。伤情较轻者,脑水肿可逐渐消退,伤灶日后可形成瘢痕、囊肿或与硬脑膜粘连,成为外伤性癫痫的原因之一。如蛛网膜与软脑膜粘连,影响脑脊液吸收,可形成外伤性脑积水。广泛的脑挫裂伤可在数周以后形成外伤性脑萎缩

(二)脑挫伤的主要临床表现

1.意识障碍　受伤当时立即出现。意识障碍的程度和持续时间与脑挫裂伤的程度、范围直接相关,绝大多数在半小时以上,重症者可长期持续昏迷。少数范围局限的脑挫裂伤,如果不存在惯性力所致的弥散性脑损伤,可不出现早期意识障碍。

2.局灶症状与体征　受伤当时立即出现与伤灶相应的神经功能障碍或体征,如运动区损伤出现锥体束征、肢体抽搐或偏瘫,语言中枢损伤出现失语等。发生于"哑区"的损伤,则无局灶症状或体征出现。

3.头痛与恶心呕吐　可能与颅内压增高、自主神经功能紊乱或外伤性蛛网下腔出血等有关,后者尚可有脑膜刺激征、脑脊液检查有红细胞等表现。

4.颅内压增高与脑疝　为继发脑水肿或颅内血肿所致,使早期的意识障碍或瘫痪程度有所加重,或意识好转、清醒后又变为模糊,同时有血压升高、心率减慢、瞳孔不等大以及锥体束征等表现。

CT检查:不仅可了解脑挫裂伤的具体部位、范围(伤灶表现为低密度区内有散在的点、片状高密度出血灶影)及周围脑水肿的程度(低密度影范围),还可了解脑室受压及中线结构移位等情况。

二、脑外伤的病理生理

脑组织遭受外力冲击,在密闭颅腔内与颅骨撞击而导致一系列的损伤。在原发性损伤的基础上可发生严重的继发性损害如脑缺氧、缺血,脑水肿和急性颅内压增高等,如果缺乏预见性,处理不及时则病情恶化,严重影响预后。脑外伤后主要有以下几方面的病理改变。

1.脑缺氧　脑外伤存在脑缺血缺氧。脑细胞功能的正常维持依赖有氧代谢,缺氧时能量不足,脑功能受损,代谢紊乱,继发细胞水肿和细胞变性。

2.脑水肿　脑外伤后普遍存在脑水肿。与外伤后血脑屏障破坏,脑微循环障碍,脑细胞代谢障碍及自由基损害有关,亦可因脑出血形成颅内血肿,导致颅内压升高有关。

3.脑腺苷含量改变　腺苷是中枢神经系统的一种重要的内源性保护因子,可抑制多种兴奋性神经递质释放,腺苷减低脑代谢率,提高脑血流量,抑制血小板聚集。伤后2小时内,腺苷短暂升高,被认为是一种应激反应。其后,因脑外伤后细胞能量代谢紊乱,三磷腺苷减少,腺苷的合成受到限制。

4.急性期反应蛋白升高　脑外伤后具有清除异物和坏死组织,对机体起保护作用的C反应蛋白升高。其升高程度常与炎症、组织损伤的程度呈正相关。

5.血液流变学改变　脑外伤后血液流变学出现异常,并与外伤性脑水肿同步发生和发展。即在伤后24小时最为显著,主要表现为红细胞比积(Hct)、血浆纤维蛋白原含量升高。脑损伤后血黏度升高及红细胞聚集性增强可使血流淤滞,循环阻力增高,最终导致脑微循环障碍,脑缺血、缺氧,并加剧脑水肿等继发性损害。

6.血糖增高　重型脑损伤患者常发生高血糖症,血糖水平增高的患者预后差。

三、治疗

(一)常规治疗

1.观察与急救

(1)保持呼吸道通畅,及时清除口腔及呼吸道内分泌物,长时间深昏迷的患者,应及时进行气管切开。

(2)严密观察瞳孔及生命体征的变化。

(3)尽早明确是否伴发其他内脏及躯体损伤,及时纠正由此所引起的呼吸、循环功能紊乱。

(4)控制躁动和癫痫。可肌注苯巴比妥钠,静注或静滴地西泮等。

2.防治脑水肿

(1)床头抬高 15°,以利于脑部静脉回流。

(2)应用脱水药物,如口服氢氯噻嗪、氨苯蝶啶、50％甘油盐水。严重者应采用 20％甘露醇或 25％山梨醇,250ml 静脉滴注,每日 2～4 次,连续 3～5 天。

(3)应用激素类药物,如地塞米松,每日 20～40mg,静滴,连续 3～5 天。

(4)限制液体入量,成人每日输液量 1500～2000ml,持续 5～7 天。尿量维持每日 1000ml 以上,并监测电解质及酸碱平衡和肾功能。

(5)冬眠低温疗法:适用于广泛重度脑挫裂伤、脑干损伤、丘脑下部损伤所致深度昏迷、去脑强直、中枢性高热的病例。一般应在伤后尽早使用。目前常用低温范围在 35～26℃之间,称为亚低温疗法。冷却毯体表降温及冰帽可适当选用。

(6)吸氧疗法。

(7)手术治疗:颅内血肿量＞40ml 时,常需手术治疗。

3.对症处理。

4.维持营养　昏迷者伤后 3～5 天,如肠蠕动恢复,可开始鼻饲流质食物。但合并脑脊液鼻漏,不宜插胃管鼻饲者,可经静脉补给营养。清醒者可以给予易于消化、热量较高的流质或半流质。

5.防治感染　对昏迷病例可使用预防感染药物。开放性颅脑损伤或伤口有明显感染者,给予抗生素治疗,应以细菌培养-药物敏感试验为据,选用有效的药物。

（二）高压氧治疗

1.治疗原理

（1）氧的弥散半径扩大，有效纠正脑组织缺氧状态。糖利用率增加，能量增加。

（2）高压氧下脑血管收缩，脑血流量减少，减轻脑水肿，降低颅内压。

（3）促进侧支循环的形成，微循环改善，促进脑组织的修复。

（4）椎动脉血流量增加，脑干网状激活系统供血量增加，提高上行性网状系统的兴奋性，有利于醒觉。

2.治疗方法

单人氧气加压舱治疗压力采用 2ATA，治疗时间 80～90 分钟（包括加、减压时间）。空气加压氧舱常用压力为 2.2ATA 氧压下面罩间歇吸纯氧 80 分钟，也有采用 2.5ATA 氧压下面罩间歇吸纯氧 60 分钟。中间间歇吸空气 5～10 分钟。每日治疗 1～2 次（早期和病情重者多每日治疗 2 次，病情稳定后改为每日 1 次），一般治疗 7～10 次休息 2 天为 1 疗程，连续 3～5 个疗程后休息 1 个月再继续治疗。一般总疗程需 60～80 次。

第二节　急性脊髓损伤

急性脊髓损伤包括闭合性脊髓损伤、开放性脊髓损伤（脊髓火器伤和脊髓刃器伤）。闭合性脊髓损伤系指脊柱骨折或骨折-脱位造成的脊髓或马尾神经受压、毁损，不伴有与外界相通的通道，绝大多数为单节段伤。脊髓火器伤是由枪弹或弹片造成的脊髓开放性损伤、每因合并颈、胸和腹部重要脏器损伤，使伤情趋于复杂，加之脊髓本身损伤多为完全性，预后较差。脊髓刃器伤是指由尖锐、锋利的器械戳伤脊髓造成的开放性损伤。损伤多为不完全性，预后较好。从动物实验到临床观察高压氧对脊髓损伤有治疗作用。

一、病因

（一）闭合性脊髓损伤

暴力间接或直接作用脊柱并引起骨折和（或）脱位，造成脊髓、马尾受压损伤。直接暴力致伤相对少见，如重物击中颈后、背、腰部，相应部位椎板、棘突骨折，骨折片陷入椎管内。

（二）脊髓火器伤

致伤物在战时多为高速子弹或弹片。低速飞行物造成脊髓损伤相对较轻，常见的是直接撞击、挤压和挫裂。高速飞行物呈滚动式前进,对组织的直接毁损更为严重。

(三)脊髓刃器伤

最常见的致伤器为匕首,其次为斧头,尚有螺丝刀、自行车辐条、镰刀、木棍等。

二、临床表现与诊断

(一)闭合性脊髓损伤

伤后立即出现损伤水平以下运动、感觉和括约肌功能障碍、脊柱骨折的部位可有后突畸形,伴有胸腹脏器伤者,可有休克等表现。

1.神经系统可出现如下表现:

(1)脊髓震荡:不完全性神经功能障碍,持续数分钟,至数小时后恢复正常。

(2)脊髓休克:损伤水平以下感觉完全消失,肢体弛缓性瘫痪,尿潴留,大、小便失禁,生理反射消失、病理反射阴性。这是损伤水平以下脊髓失去高级中枢控制的结果。

(3)完全性损伤:休克期过后,脊髓损伤水平呈下运动神经元损伤表现,而损伤水平以下为上运动神经元损伤表现,肌张力增高,腱反射亢进,出现病理反射、无自主运动、感觉完全消失。

(4)不完全性损伤:可在休克期过后,亦可在伤后立即表现为感觉、运动和括约肌功能的部分丧失,病理征可阳性。

(5)常见以下几种特殊类型的不完全损伤:①脊髓半侧损害综合征:表现为同侧瘫痪及本体感觉、振动觉、两点分辨觉障碍,损伤水平皮肤感觉节段性消失。②脊髓前部综合征:表现为双侧运动障碍可伴有痛温觉消失,本体感觉完好。③脊髓中央损伤综合征:常见于老年颈椎病患者颈部屈曲性损伤,其临床表现与外周部分传导束保留多少有关,轻者只有双上肢的感觉运动障碍。

2.辅助检查　可选择 X 线平片、CT 扫描、脊髓碘水造影、磁共振成像(MRI)、体感诱发电位,以明确诊断。

(二)开放性脊髓损伤

1.脊髓火器伤　其特点:①一般伤口污染较重,可有脑脊液或脊髓组织流出;②脊髓损伤特征:呈完全性或不完全性、进行性或非进行性运动、感觉和括约肌功能障碍;③常有合并伤:颈部可伴有大血管、气管和食管损伤,胸腹部有半数合并血、气胸、腹腔内脏损伤和腹膜后血肿。

2.脊髓刃器伤 其特点：①伤口多在背侧；②4%～6%有伤口脑脊液漏，多在2周内停止。③脊髓休克一般可于24小时内恢复，有动脉损伤者，症状多较严重，损伤平面以下可因交感神经麻痹、血管扩张而体温升高；④多伴有其他脏器的损伤，腹腔脏器有损伤时，可因缺乏痛觉和腹肌紧张而漏诊。

（三）辅助检查

1.脑脊液压力不高，压颈试验压力不增高说明脊髓肿胀造成椎管梗阻，脑脊液化验细胞数不高，蛋白增高。

2.X线平片：可判断椎体有无骨折、脱位及脊椎骨受损的严重程度。

3.CT扫描：可显示椎管形态有无骨折片突入或金属碎片椎管内有无血肿。

4.MRI：能最准确地显示脊髓受损状态。

三、治疗

（一）常规治疗

1.掌握正确的搬运方法，避免继发性神经损害。

2.优先处理合并伤。

3.早期大剂量应用广谱抗生素及肌内注射TAT预防感染。

4.手术治疗

（1）闭合性脊髓损伤者，伤后病情发展者，应尽早手术探查，并作椎板切除减压。

（2）开放性脊髓损伤，一般应早作清创手术，如有内脏出血、损伤、休克等，应先予纠正，然后清创。

（3）腰穿证实蛛网膜下腔有梗阻，经短期治疗无效者，则即进行手术治疗。

（4）脊柱X线片示椎管内有碎骨片嵌入者，应尽早手术清除碎骨片。如瘫痪明显、脊髓肿胀严重可切除椎板减压。

（5）有椎间盘突出，牵引无效者，应行手术切除突出之椎间盘。

（6）马尾损伤及颈膨大处损伤应尽早进行手术。

5.药物治疗

（1）脱水：应用甘露醇、山梨醇及呋塞米等静脉滴注，以减轻脊髓水肿。

（2）泼尼松主要作用是抑制细胞膜的脂质过氧化反应，减轻水肿，以防止继发性脊髓损伤。

（3）促进神经组织修复用药如地巴唑、维生素 B_1、维生素 B_{12}、神经生长因子等。

6.其他:针灸、理疗、按摩、中药等。

(二)高压氧治疗

1.治疗原理

(1)迅速纠正脊髓损伤部位的缺氧状态。脊髓损伤后继发性损害主要是微血管痉挛、堵塞,造成脊髓缺血、缺氧或水肿,高压氧可使脊髓氧分压提高到450～560mmHg,是常压下的3～4倍。高压氧下氧的弥散半径增加,可恢复受损区组织的有氧代谢,使受损脊髓细胞的功能得以恢复。

(2)脊髓缺氧可导致脊髓缺氧-水肿恶性循环,高压氧可阻止这一恶性循环。减轻脊髓水肿,改善脊髓的血液循环,保护可逆性损伤的神经组织,有助于神经功能恢复。

(3)增加吞噬细胞的吞噬能力,加速病灶的清除和组织修复,促进细胞和毛细血管再生。

2.高压氧治疗指征 各种脊髓损伤均应积极进行高压氧治疗。

(1)脊髓振荡与脑震荡相似,为脊髓损伤最轻,及早高压氧治疗可以痊愈。

(2)脊髓损伤出血:采取必要措施,出血停止后作高压氧治疗。

3.治疗方法

(1)方案一:2～2.5ATA 氧压下吸氧80～90分钟,每日1次,但也有人主张每日2次;一般10～15次为1疗程,治疗3～4个疗程。但也有人进行了10个疗程治疗收到较好的疗效。

(2)方案二:第1次高压氧治疗后,可进行脊髓造影,以确定是否需要手术,若不需手术,在第1次高压氧治疗后,每间隔4小时进行1次治疗,共4次。第2日起,每间隔6小时治疗1次,共4次。经这8次治疗后对病情重新估价,若患者脊髓为完全性损伤,即停止高压氧治疗;若病情好转,则可继续治疗5天,每日2次。然后重新评估病情,每次治疗用3ATA,持续90分钟。终止高压氧治疗,视病情而定。

以上方案仅作参考。也可参照颅脑损伤中提到的治疗方案。

4.注意事项

(1)治疗时机:应力争在脊髓损伤后4～6小进内进行高压氧治疗,最迟不要超过48小时。动物实验证明,脊髓损伤后2小时内作高压氧治疗的疗效最好,伤后7.5小时开始进行高压氧治疗的疗效仍较好。

(2)高压氧治疗应作为综合治疗措施之一,配合手术及药物治疗。

（3）在治疗过程中,应防止肺部感染及尿道感染;对瘫痪者应加强护理,预防压疮。

第三节　周围神经损伤

周围神经损伤(PNI)是指因某些因素造成神经传导功能障碍、神经轴索中断或神经断裂,导致躯干和四肢感觉、运动、交感功能障碍的一类临床病症。常见于车祸、劳动与日常生活中,多因外伤、压迫及牵拉等原因所致,也可由化学性损伤和患者的内分泌疾病导致。周围神经损伤后常会出现较为严重的功能障碍,给患者及其家庭、社会带来沉重负担。虽然随着神经修复水平的提高,以及各种神经保护和促进神经恢复药物的发展,治疗效果有所提高,但周围神经损伤后的恢复仍是临床的一大难题。

一、周围神经损伤的种类

根据神经结构的损伤情况及创伤病理改变可分为三类。

1.神经断伤　神经完全离断,或外观连续性虽未断,但神经内有瘢痕间隔,阻挡神经纤维的自然再生。常由切割伤、牵拉伤、神经内或其附近注射有害药物、缺血等原因所致。需经手术修复,才有恢复功能的可能。

2.轴索中断　损伤处轴索及髓鞘失去连续性,损伤处远段神经纤维发生退行性病变。但由于施旺细胞及神经支持组织,(如各层神经膜)等未断,再生的轴索可沿原路长入末梢,功能恢复较快,质量较好,一般不需手术治疗,但有时需作神经松解,以利于神经纤维的再生。某些情况下,如闭合性骨折伴有神经损伤,早期很难鉴别是轴索中断或是神经断伤,需密切观察在一定时间内有无恢复现象,以逐渐明确诊断。

3.神经传导功能障碍　神经传导功能障碍又称神经失用症。神经暂时失去传导功能,可持续数小时、数天或数月,以后逐渐自行恢复。有时有轻度损伤,如局部压迫等,有时无明显外伤史。高速弹片从神经附近通过时,多可发生传导功能障碍。动物实验在此种损伤中发现有局限性髓鞘改变。临床表现运动功能障碍明显,感觉丧失多为不完全,可能与运动纤维较粗易受累有关。

二、周围神经损伤的原因

了解各种损伤的特点,对确定诊断、决定治疗及预后均有直接关系。

1.切割伤 锐利物所致的神经损伤,不论完全离断或不完全离断,均属神经断伤。只要造成神经功能障碍,早期即应作修复。

2.弹伤 高速枪弹穿过组织的一瞬间,产生组织内压力,若从神经附近通过,即使没有直接贯穿神经,也可因牵拉作用而损伤神经,导致神经传导功能障碍或轴索中断,甚至晚期形成神经内瘢痕。不论神经完全或不完全离断,因损伤范围在早期不易决定,应留作二期修复。

3.牵拉伤 周围神经的张力强度较大,但弹性较小,牵拉后容易造成神经内损伤,如臂丛神经损伤较常见。轻者可致成神经传导功能障碍或轴索中断,重者可使支持组织损伤或神经断伤。前者多可自行恢复,后者由于损伤多较广泛,不宜早期修复,二期修复也较困难。

4.压迫伤 轻的神经压迫,可有麻木、肌肉无力等症状,压迫重者可致轴索中断或神经内瘢痕形成。临床常见的情况如止血带麻痹、胸腔出口综合征、肘部外伤后尺神经受压、腕管综合征、梨状肌综合征、趾管综合征等,以及骨折外固定物直接压迫神经所引起。压迫原因如能及时解除,症状多可自行缓解。

5.缺血性损伤 周围神经较肌肉耐受缺血,单纯的神经缺血性损伤不常见,多因其周围肌肉发生缺血性坏死,瘢痕形成,而继发神经损伤。严重的病例,神经本身可变成纤维索条。前臂肌肉缺血性挛缩常伴有正中神经及尺神经的缺血性损伤。

6.电烧伤 电流击伤,损伤组织较深,常伤及神经。神经受损范围多较广泛,有时甚至波及脊髓。如不能自行恢复,手术修复也常不可能。

7.放射线伤 深部治疗用的大量放射线可产生周围神经损伤,病变发展缓慢,常在数月后逐渐出现症状。神经可沿纵轴产生神经内瘢痕。如周围组织也有烧伤,同时可有外在瘢痕压迫神经。此类病例应及时作神经松解,以争取恢复功能。

8.化学药物损伤 如在神经附近或神经内注射对神经有损伤性的化学药物,可致不同程度的神经损伤,若将一段神经完全破坏,形成瘢痕,须行手术截除,作神经修复。

三、周围神经损伤的临床症状及检查

1.运动功能障碍　神经损伤后会导致其支配的肌肉麻痹,数周后可见肌肉萎缩,临床上可见到各种体位畸形,如桡神经损伤后的垂腕、垂指畸形,尺神经损伤后爪形指畸形,正中与尺神经损伤后的扁平手畸形,腓总神经后的垂足畸形等。如果未及时采取适当措施,令患肢长时间水肿,关节长期处于畸形位置,缺乏被动活动及控制在功能位置,时间过长后将发生继发畸形,如肌肉挛缩及关节固定畸形或关节脱位等。检查肌肉是否麻痹,不能单纯以关节活动功能为依据,如肱二头肌(肌皮神经)麻痹时,患者可以利用肱桡肌肉(桡神经)、旋前圆肌(正中神经)来屈肘。屈腕肌麻痹时,利用屈指肌也可以屈腕。正中神经损伤,外展拇短肌及对掌拇指肌麻痹时,利用尺神经支配的屈拇短肌也可以使拇指外展。所以要确切地了解肌肉的麻痹情况,除检查与肌肉有关的关节活动功能外,还应用观察和扪触的方法,仔细检查每个肌肉肌腱的收缩情况。

肌力检查分为 6 个级别:

0 级:肌肉完全无收缩,肌肉张力无变化。

1 级:可扪到及看出肌肉收缩及肌肉张力增加,但不能使关节产生运动。

2 级:排除肢体重力,肌肉收缩可使关节主动活动,且活动可达正常范围。

3 级:抗地心引力,关节可主动活动至正常范围。

4 级:抗地心引力及检查者所加给的一定阻力,关节可活动至正常范围。

5 级:正常肌力。

2.感觉功能障碍　感觉神经在皮肤上的分布区域有一定的范围,且互相重叠,没有重叠的部位,称单一神经分布区。如正中神经感觉支分布在桡侧三个半手指上,尺神经感觉支分布在尺侧一个半手指上。但正中神经损伤后,只有示、中指远端一节半手指感觉完全丧失,正中神经分布的其他部位只是感觉减退。也就是说,正中神经感觉支虽然分布广泛,但其单一神经分布区只有示、中指远端一节半手指。同样原因,尺神经损伤时,只有小指远端一节多的感觉完全丧失。桡神经损伤时,只有拇指蹼背侧一小块皮肤感觉完全丧失。神经损伤后,初期感觉丧失区较大,可能由于附近未受伤的神经末梢发生暂时抑制作用的关系。数天后感觉消失区迅速缩小,直至缩小到由单一神经分布区的范围,后者需待损伤的神经修复后逐渐恢复。感觉功能包括痛觉、触觉、温度觉及实体感觉等。特别是手部,感觉非常灵敏,一旦神经损伤,即使修复非常理想,恢复也很满意,感觉功能也很难恢复到原

来正常的程度。

（1）检查痛觉：用的针如果过于尖锐，容易刺破皮肤，过于圆钝，检查结果不易与深部感觉相区别。两者都会影响检查结果，所以针的锐度应适宜。检查时从感觉消失区向四周检查，所得感觉障碍的范围较确切。检查皮肤触觉，宜用棉毛或软毛刷，而不用较粗重的物件，以免所得结果与深部感觉相混。

（2）两点区别试验：能说明触觉及痛觉功能，能代表感觉恢复的程度。手部正常的两点区别能力在儿童约为 2mm，在成年人为 4～6mm。指端两点区别能力较强，越靠近端越差。

拾物试验：用患手从桌面上拾起小物，如硬币、螺母、曲别针、大头针等。首先在直视下操作，然后在没有视觉的帮助下重复操作。这代表手的感觉及运动的综合功能。

（3）Tinel 征：新生的感觉纤维有叩击痛，可用来判断神经再生的情况。Tinel 阳性征若沿神经干前进过程中停滞不前，说明神经纤维再生受阻。若在神经损伤处或吻合处为强阳性，而远端反应微弱，说明神经再生不良。若远端反应也很敏感，而且越来越明显，说明神经正在良好生长。Tinel 征只能作为判断神经生长的参考因素，因其只能了解感觉神经的生长情况，且不能定量，对位于深部的神经也不适用。

3.自主神经功能障碍　　自主神经到皮肤上的纤维与感觉纤维分布相同。主要支配汗腺的分泌和血管的舒缩，感觉消失区与无汗区相符合。神经中断后，其所支配的区域停止出汗，皮肤干燥，脱屑，皮肤纹理变平、光滑发亮，指甲发弯、出现横峪。在神经损伤初期，由于失去神经控制，血管舒张，支配区发热、发红或发绀，以后皮温逐渐下降，至 2 周左右降至稍低于正常皮温。

用淀粉和碘的检查方法可清楚地观察到有汗区和无汗区。将检查区涂布碘液，待完全干燥后再撒布上淀粉，出汗区渐变紫色。

茚三酮试验检查指端出汗情况较方便，且可保留记录，将患指按在印纸上，印纸遇汗液，经过处理可呈现紫色指纹。

4.肌电检查　　用灵敏度很高的肌电图机，将神经及肌肉兴奋时所发出的微量生物电引出、放大，并描记下来，用以检查下运动神经元疾患及肌病，并测定神经传导速度，称为肌电检查。在周围神经损伤中，可用肌电检查协助临床进一步诊断及预后。

四、周围神经损伤的处理原则

根据神经损伤情况,采取手术或非手术治疗。

1.闭合性神经损伤的处理　闭合性神经损伤,多为牵拉伤,可致轴索中断或神经断伤。闭合性牵拉伤,以臂丛神经最常见。损伤早期一般不做探查手术,密切观察有无功能恢复。上干损伤恢复机会较多,中干及下干损伤,恢复较为困难,肩关节以下骨折、脱位并发神经损伤,一般可自行恢复。当怀疑神经有可能嵌入骨折端间或脱位的关节内时,应行探查手术。当骨折或脱位本身需行手术治疗,应同时探查损伤的神经,并作适当的处理。髋关节脱位合并的坐骨神经损伤,多为单纯牵拉伤,如脱位同时有脱臼严重骨折,神经有可能嵌夹在骨折片中,必要时应行探查手术。股骨中段骨折,在少数情况下可损伤坐骨神经,最好早做神经探查,膝关节脱位所致神经损伤,如伴有血管损伤,亦应同时手术探查处理。

2.开放性神经损伤的处理　开放性神经损伤大致包括切割伤、撕裂伤、弹伤等。锐利物切割伤,断裂较整齐,不论完全离断或部分离断,早期均应手术修复。如果是部分损伤,患者就诊又较晚,损伤部分的功能开始有恢复征象者,可继续观察。神经撕裂伤,如断裂比较整齐,可争取做断端彻底清创及早期修复。如在断肢再植病例中,神经断端常可随着肢体残端做较多缩短,达到能够做一期修复的条件。如果断端撕裂程度严重,则需待晚期修复。

高速弹伤,对周围组织有较大的冲击压力,经过神经附近的弹伤,虽未直接接触神经,有时也可因冲击压力而致神经的牵拉伤。直接由弹片损断的神经,冲击压力给予断端的损伤,也远比肉眼所见者要广泛,所以均不宜做早期手术修复。

五、高压氧治疗神经损伤的机制

PNI病因较为清晰,但对其损伤后神经元发生病理变化以及再生的具体机制尚不甚清楚。HBO治疗可以在多个方面对周围神经发挥保护作用,并促进受损后的冲经元再生,具体作用机制不明,但可能在以下5个方面发挥作用。

1.促进神经元的再生　PNI后神经元再生过程是相当复杂的,它涉及施旺细胞的变性、增殖和迁移;巨噬细胞向损伤区的定向趋化,对变性施旺细胞和崩解髓鞘吞噬;轴浆的运输与轴突的再生等方面的变化。HBO治疗可通过对多种细胞和相关因子、基因的调控,加速损伤神经纤维远端华勒变性及轴突和髓鞘的变性,并促进吞噬细胞对破坏的轴突、髓鞘残片的吞噬清除,同时促进断裂神经近端的清理;HBO 可促进 Bungner 带的形成和保持,加快断端神经近端支芽生长速度,并能顺利越过断裂处进入 Bungner 带,迅速向效应器生长,进入效应器;加速更换效应器及运动终板的修复,延长缺乏神经支配的效应器存留时间,等待神经轴突的修复。电镜观察发现,HBO 可促进施旺细胞的分裂增殖,并加速髓鞘的修复,从而使神经损伤后再生成为可能。

2.改善微循环紊乱　PNI 发生后,由于周围神经的营养血管受损和血液流变状态的改变,导致周围神经的微循环紊乱,继发性损伤发生,也非常不利于受损神经元功能的恢复。HBO 能促进成纤维细胞转化,使毛细血管迅速再生,改善局部循环,减轻营养血管受损对周围神经的影响。同时,HBO 治疗可降低红细胞比容,改善红细胞弹性及减少血小板聚集,使血液黏度降低,而且 HBO 可减轻白细胞与内皮细胞的黏附,降低血液黏稠度,减少白细胞聚集,改变周围神经营养血管的血液流变状况,从而改善损伤部位的微循环及血流灌注。微循环紊乱状态改变,周围神经血、氧供得到恢复,阻断继发性损伤的扩大,同时为受损周围神经功能恢复创造良好的条件。

3.抑制神经元的凋亡　PNI 后神经元的死亡分两类:①由于原发性或继发性的有害因子极度刺激,造成细胞病理性死亡,即坏死;②程序性细胞死亡,即凋亡。PNI 后的病理变化不仅仅局限于损伤局部的坏死,还会引发损伤神经元的凋亡。大量研究发现神经损伤,受损相关区域会存在大量凋亡神经元,提示凋亡是神经元死亡的主要方式,因此,轴突损伤后是否发生神经元的凋亡是神经功能恢复的关键。

多数研究发现,HBO 可以减少神经元的凋亡,促进神经功能的恢复。PNI 后,HBO 治疗能截去凋亡效应结构域,阻断死亡受体的活化,从而阻断细胞的凋亡。其机制可能为 HBO 通过调节神经生长因子、Bcl-2 家族、肿瘤坏死因子-α、热休克蛋白、即刻早期基因、碱性成纤维细胞生长因子、神经营养素-3 的表达而发挥作用。

4.减轻缺血-再灌注和自由基对神经元的损伤　自由基是能独立存在的带有电子的原子、离子或分子。人体正常情况下会产生自由基,但其产生和清除保持着动态平衡,不会发生组织的损伤。当周围神经受损时,会出现受损区域的缺血缺氧,有氧代谢减少,无氧代谢增加,ATP 生成率大为降低,从而使得能量供应减少。由于能量供应不足,ATP 被耗尽而 AMP 积聚。AMP 不断产生黄嘌呤、次黄嘌呤。由于黄嘌呤氧化酶活性增加,再灌注时可产生大量自由基,而自由基可攻击脂质膜中不饱和脂肪酸的多个不饱和双键,使之发生过氧化反应,导致脂质膜损伤,通透性增加,游离 Ca^{2+} 增多,各种细胞器解体,从而导致神经元的死亡。

HBO 条件下,由于氧供应充足,ATP 生成增加,AMP 积聚减少,次黄嘌呤生成减少,同时黄嘌呤氧化酶活性降低。因此,次黄嘌呤氧化产生的自由基减少,从而减轻缺血-再灌注损伤。同时,HBO 会使人体内自由基形成氢过氧化物,氢过氧化物通过氢化反应变为稳定的化合物,使自由基不再按链式反应的途径继续进行,从而抑制自由基的产生。而且 HBO 可激活 SOD、GsH-Px 等氧自由基清除体系,加快受损部位的自由基清除速率,减少了再灌注产生的自由基,阻止或减轻自由基和缺血再灌注对神经元的损伤,从而保护神经细胞并促进神经纤维的再生和传导功能的恢复,使 PNI 患者神经功能得到恢复。

5.减轻损伤后的免疫反应　周围神经系统由于存在血-神经屏障,神经组织中的特异性抗原不能进入血液循环,刺激 B 淋巴细胞产生抗体;B 淋巴细胞不能进入神经组织内,这使得神经系统具有免疫豁免功能。但 PNI 时,基底膜和内膜的屏障功能受到破坏,神经性抗原漏出,进入血循环,引起免疫反应,可以使周围神经再生的速度减慢。

HBO 可使 Thy-1 阳性细胞、L_3T_4 阳性细胞、Lyt-2 阳性细胞明显减少,脾脏辅助性 T 红细胞/抑制性 T 细胞(Th/Ts)比值下降,抑制 T 细胞的增殖分化、白介素 2 的分泌、可溶性白介素-2 受体的表达,抑制脾细胞免疫球蛋白的产生。并可改善肾上腺皮质区域的代谢活动,使肾上腺皮质激素的血中浓度增加,提高免疫抑制作用。HBO 抑制机体淋巴细胞的免疫功能,也是加快神经功能恢复的潜在机制之一。

六、高压氧对周围神经损伤的治疗作用

HBO 可以通过影响神经元再生和凋亡、改善微循环、减轻缺血-再灌注损伤和减少自由基,减轻免疫反应,对 PNI 起到以下 6 方面的治疗作用。

1.加快受损神经的恢复　PNI 后进行 HBO 治疗,可以改善其微循环障碍、减轻缺血-再灌注和自由基对神经元的损伤,同时可以调节和神经再生相关因子、基因的表达,为周围神经创造良好的再生条件,使得神经元再生速度加快,从而加快受损神经功能的恢复。

2.局限不可逆损伤病灶　PNI 后,除了受损部位的病理变化外,还会出现一系列的继发性损伤,使神经元细胞大量死亡。HBO 能使受损周围神经的血氧供应迅速增加,同时改善周围神经的微环境,阻断后续的一系列反应对正常神经元以及受

损区域的损害,起到局限损伤的作用,为 PNI 患者的神经传导功能的恢复提供必要的条件。

3.减少神经内瘢痕的形成 周围神经的再生过程中,会形成结缔组织。胶原组织大量生长,影响轴索的兴奋性和传导性。HBO 可减少神经轴索再生过程中神经纤维化,即瘢痕的形成,解除瘢痕对神经组织的机械压力,有利于神经轴突的再生。

4.减轻周围神经受损部位的水肿 一方面,HBO 纠正了损伤局部的缺氧状态,减轻微循环障碍引起的内部组织无氧代谢、局部酸中毒、血管渗透性增加、组织水肿等恶性循环的发展;另一方面,HBO 可以使局部血管在一定程度上收缩。两方面同时作用,减轻周围神经受损部位的水肿,避免了局部微环境的进一步恶化。

5.提高手术效果 PNI 后,常需手术,行物理性连接恢复神经。在术前或术后进行 HBO 治疗,可以提高手术耐受力,减轻术后的炎症反应,减少伤口感染的发生,加速伤口愈合。同时,HBO 具有减轻免疫反应的功能,可以提高神经移植的成活率。

6.缓解 PNI 后的灼性神经痛 PNI 后有 0.5%～5% 的患者发生难以忍受的灼性痛,其中发生在臂丛节前损伤及枪弹火器伤中较为常见。在周围神经损伤早期或手术前、后及时的 HBO 治疗,可以减轻灼性神经痛的发生率,降低疼痛度。

七、治疗方法

临床对颅脑损伤患者进行 HBO 治疗时,常选用 200～250kPa 氧压下面罩间歇吸纯氧 60～80min,中间间歇 10min,每日 1 次,一般需 20～30 次;病情严重者可每日 2 次,病情稳定后改为每日 1 次,需 60～80 次。如为单人氧舱则直接吸氧 90min(包括加、减压时间的吸氧),每日 1 次,治疗次数视病情而定。

八、注意事项

1.对于存在神经物理性连接中断或压迫的患者,需先使用外科技术恢复周围神经的连续或解除其压迫后,再进行 HBO 治疗。但对延期手术处理 PNI 的患者,也可在术前进行 HBO 治疗,提高其对手术的耐受。

2.对有多发伤的 PNI 患者进行 HBO 治疗,需在稳定其生命体征后,在有效的支持下进行 HBO 治疗。

3.在进行 HBO 治疗的同时,可根据病情选用皮质激素、营养神经、对症支持等治疗神经损伤的药物进行综合治疗,提高治疗效果。对于合并有其他基础疾病的患者,应在进行 HBO 治疗的同时,选用合适的治疗方案积极处理基础疾病。

4.HBO 治疗有氧中毒(常发生于中枢神经、肺),压力性损伤(常发生于中耳、鼻窦、内耳、肺、牙齿),禁闭焦虑,视觉影响(表现为近视和白内障的产生)等常见的不良反应,甚至会发生脑梗死等严重的并发症。临床应用中应严格掌握 HBO 治疗压力、吸氧时限,根据病情制定合理的 HBO 治疗方案,防止这些并发症的发生。

5.若 PNI 合并以下情况应禁止 HBO 治疗:未经处理的气胸;未经处理的多发性肋骨骨折,胸壁开放性创伤;空洞型肺结核,有咯血史;视网膜脱离;内出血未控制。在排除治疗禁忌证的情况下,应尽早进行 HBO 治疗,以促进患者神经功能的恢复。治疗禁忌证的确定,需根据医疗机构的相关技术能力来确定。

6.注意医患沟通,既要让患者和家属明白 HBO 对 PNI 有良好的疗效,同时也要让他们知道 PNI 恢复较慢,HBO 治疗过程中也能出现一定的危险。而且,PNI 的治疗,也包括一定量的主动锻炼,在充分沟通的情况下,其可以更好地配合治疗。

第四节　无菌性股骨头坏死

股骨头无菌性缺血坏死是由于不同病因破坏了股骨头的血液供应所造成的最终结果,是临床常见疾病之一。成人与儿童均可发生,成年人发生率更高。

一、诊断

(一)病因

凡是造成股骨头缺血、损害股骨头血供的疾病均可引起股骨头缺血坏死。其常见病因如下:

1.股骨颈骨折　由于股骨颈骨折后股骨头供血的主要血管分支,即来源于旋股内动脉的上支持带血管与下支持带血管等被损伤,极易造成股骨头缺血坏死,特别是颈中型和头下型骨折。

2.无骨折的髋关节创伤　髋关节脱位、关节囊或圆韧带切除、股骨转子间楔形截骨等时,均能损伤股骨头的血供而造成股骨头缺血坏死。

3.长期服用糖皮质激素　长期服用糖皮质激素后,肝脏脂肪量增加或堆积,乃造成全身性的脂肪栓塞,产生软骨下骨终末血管支被阻塞而使骨缺血坏死;同时,使骨质发生疏松而使骨小梁及软骨下骨质发生压缩塌陷,使之发生坏死。

4.酒精中毒　酒精中毒可引起胰酶的释放,使脂肪坏死,脂肪小体释出进入循环,同时因高脂血症而使血液凝固性增加,使血管特别是软骨下骨的终末支血管栓塞或堵塞而造成骨缺血坏死。

5.减压病　当气压突然降低时,血中溶解的空气迅速释出,而发生小血管空气栓塞,导致骨缺血坏死。

6.特发性缺血坏死　因服用非激素类的止痛药或体内铁负荷过重而引起,原因不明。

(二)临床表现

根据病变的程度不同而有不同的表现。

1.疼痛　缺血坏死的早期大多数患者没有明显的症状,部分患者可仅有髋部不适、乏力、酸胀等,通过X光摄片发现股骨头缺血坏死。当病变进展后可有疼痛发生。大多数疼痛为髋关节内侧或膝关节痛,有部分患者因膝痛就诊,易发生误诊或漏诊。疼痛可为持续性或间歇性,有逐渐加重趋势,通过药物治疗可缓解,但往往在外伤后或劳累后加重或诱发。

2.髋关节功能障碍　早期无明显功能障碍,在体格检查时可有髋关节压痛,"4"字征阳性,屈曲受限等。后期即有明显功能障碍,可有跛行、屈伸受限、旋转受限等,严重时可发生关节僵硬,强直于某一体位。

3.X线照片检查　可见关节间隙改变,股骨头骨密度改变,骨质塌陷,髋关节脱位等不同的X线征象。对于极早期病变,X线无异常征象,但放射性同位素显影(SPECT)、血管造影及磁共振等可发现缺血坏死的早期改变。

二、常规治疗

应根据不同的年龄、不同病变程度和疾病原因等进行处理。

1.去除所有可能引起或加重缺血坏死的因素,如戒烟、戒酒,禁用激素类药物或其他有可能产生缺血坏死的药物等。同时给予改善血液循环的药物如舒筋活血的中成药,以及扩张血管的中、西药物等。

2.患髋应减轻或避免负重,可用支架、扶拐、助行器等保护行走。对双侧病变者,可坐轮椅或卧床休息,治疗时间一般为6～24个月。可配合理疗。

3.手术治疗:如股骨头钻孔减压、植骨、经粗隆旋转截骨等,以减轻或减缓病变的发展。

三、高压氧治疗

（一）治疗原理

1.高压氧治疗可以增加动脉血氧分压,增加毛细血管氧气弥散距离,增加骨折区域氧气供给,提高局部氧分压,纠正缺氧状态,恢复局部组织的有氧代谢,增加能量产生,减少酸性代谢产物的聚集。

2.增强成骨细胞、破骨细胞、成纤维细胞、内皮细胞的增殖、分裂,加速肉芽组织、纤维组织、结缔组织的增生,加速骨组织的生长,加速坏死骨组织的修复以及骨折的愈合。

3.增强吞噬细胞吞噬细菌和坏死组织的能力,增强抗感染和清除病灶的能力。

（二）治疗方法与注意事项

1.应进行外科处置后再行高压氧治疗,如有感染应清除病灶,予抗生素治疗。病理性骨折应予以固定。

2.治疗压力取 0.25MPa,每日治疗 1 次,每次吸氧 60～80min,一般需治疗 6～10 个疗程,每 3 个疗程结束应休息 1～2 周,然后再开始下阶段治疗。

（三）高压氧疗效

高春锦统计国内外 11 篇报告,共报道无菌性骨坏死 202 例,外科处置后进行高压氧治疗,痊愈 99 例（49.0％）,有效 92 例（45.5％）,无效 11 例（5.5％）,总有效率 94.5％。

第五节　烧伤

烧伤可因热能、电流、激光、辐射、化学物质等引起。狭义概念上的烧伤通常指热烧伤。其他则称电烧伤、化学烧伤等。大面积烧伤可引起全身性病理变化,发生休克、肾衰竭、脓毒血症等并发症,死亡率很高。

一、诊断

烧伤的诊断应包括烧伤部位、面积、深度及严重程度。

（一）烧伤面积

1.**新九分法**　百分数代表占人体体表总面积的百分数。

头颈部（9％）：头部 3％＋面部 3％＋颈部 3％

躯干部（27％）：前后躯干（13％×2＝26％）＋会阴部 1％

双上肢（18％）：上臂 7％＋前臂 6％＋双手 5％

双下肢（42％）：大腿 21％＋小腿 14％＋双足 7％

双臀部（5％）

2.**手掌法**　以患者自己手掌的面积为 1％来估计烧伤面积。

3.**小儿面积计算**　因小儿头部面积相对较大，而两下肢面积相对较小，故采用以下公式计算：

头颈部烧伤面积（％）＝9＋（12－年龄）

双下肢烧伤面积（％）＝41－（12－年龄）

（二）烧伤深度

按热力损伤组织的层次，烧伤分为Ⅰ度、浅Ⅱ度、深Ⅱ度和Ⅲ度，见表6-2。

表 6-2　烧伤深度的鉴别要点

烧伤深度		深度	病理	临床表现	愈合过程
Ⅰ度（红斑）		达表皮角质层，生发层健在	局部血管扩张、出血、渗出	轻度红、肿、痛、热，感觉过敏，表面干燥，无水泡	3～5 日后痊愈，无瘢痕
Ⅱ度（水泡）	浅Ⅱ度	达真皮浅层，部分生发层健在	血浆渗出，积于表皮和真皮之间形成水泡	剧痛，感觉过敏，有水泡，泡皮剥脱后可见创面均匀发红、潮湿，水肿明显	约 2 周痊愈，不遗留瘢痕，可有色素沉着
Ⅱ度（水泡）	深Ⅱ度	达真皮深层，有皮肤附件残留	局部组织坏死，皮下层渗出明显	早期痛觉较迟钝，有或无水泡，基底苍白，间有红色斑点。创面潮湿，拔毛时痛。数日后，可出现网状栓塞血管	3～4 周愈合，有轻度瘢痕
Ⅲ度（焦痂）		皮肤坏死，蛋白凝固形成焦痂	皮肤坏死，蛋白凝固形成焦痂	皮肤痛觉消失，无弹性，干燥无水泡，如皮革状，蜡白、焦黄或炭化；拔毛不痛。数日后出现树枝状栓塞血管	经 3～5 周后，小面积遗留瘢痕；面积大者需植皮

烧伤深度在伤后48小时才能比较准确判断。在病程中，深Ⅱ度烧伤也可因感染而加深变为Ⅲ度

（三）烧伤严重程度

1.轻度烧伤　Ⅱ度<9％。

2.中度烧伤　Ⅱ度烧伤10％～29％，或Ⅲ度<lo％

3.重度烧伤　总面积30％～49％，或Ⅲ度10％～19％，或Ⅱ度、Ⅲ度不足上述百分比，但已有休克，呼吸道烧伤或有较重复合伤。

4.特重烧伤　总面积>50％，或Ⅲ度>20％，或已有严重并发症。

二、常 规 治 疗

（一）现场急救与早期处理

1.消除致伤原因　迅速脱离热源，脱去着火的衣服，用凉水冲淋等；以清洁布单等覆盖或简单包扎以保护创面清洁。

2.维持呼吸道通畅　凡有呼吸道烟雾吸入性损伤、头面部严重烧伤等，出现呼吸困难者，都应保持气道通畅和给氧，必要时行环甲膜穿刺或切开，或行气管插管或气管切开。

3.处理合并伤　检查有无颅脑损伤、骨折、胸腹部损伤、大出血、一氧化碳中毒等复合伤，以抢救生命第一的原则，施行相应的急救措施。

4.建立静脉通道　面积较大烧伤应作静脉穿刺或静脉切开，及早开始输注晶体液和胶体液。

5.镇静与止痛　轻度烧伤可口服止痛片，必要时肌内注射哌替啶（1～2mg/kg），如有周围循环不良，宜经静脉注射；合并有颅脑伤、腹部伤及小儿烧伤者忌用。

6.防治感染　一般可给青霉素预防创面感染，大面积烧伤应给予广谱抗生素。注射破伤风抗毒素，成人肌注1500～3000U。

（二）烧伤的创面处理

Ⅰ度烧伤创面一般只需保持清洁和防止再损伤。Ⅱ度以上烧伤创面按下列处理：

1.清创　全身情况许可时在无菌条件下清创。大面积烧伤的清创应在纠正休克后进行。

2.包扎疗法　适用于四肢或躯干的Ⅱ度创面，1～2周后去除外层敷料，此时浅Ⅱ度创面即已初步愈合。深Ⅱ度或Ⅲ创面若需包扎，应在包扎后3天换敷料。

3.暴露疗法与半暴露疗法　暴露疗法适用于头、面、颈、会阴或躯干等部位。Ⅲ度创面暴露治疗最适宜。半暴露疗法即用一层纱布平敷于创面，免受肢体移位或翻身时磨损创面,该纱布可浸有抗菌药物。

4.切痂与植皮　原则上,深度烧伤特别是Ⅲ度烧伤宜暴露疗法,在烧伤 48～72 小时后开始手术切痂和植皮。小面积Ⅲ度烧伤切痂后以大块自体中厚皮片缝合为宜,中面积Ⅲ度烧伤切痂后可作自体网状植皮或自体小块皮片移植。大面积Ⅲ度烧伤切痂后可用大张异体皮覆盖,自体小皮片嵌植或自体小皮片移植,或用人造皮覆盖等。

(三)全身治疗

1.大面积烧伤的液体治疗　为防治低血容量休克,除小面积烧伤患者可采用口服含盐饮料外,中面积以上烧伤均需输液治疗。

补液方式:伤后最初 48 小时补液疗法可按表 6-3 计算总量与晶、胶体液量。

表 6-3　Ⅱ度、Ⅲ度烧伤的补液量

	第一个 24 小时内补液量			第二个 24 小时内补液量
	成人	儿童	婴儿	第一个 24 小时的 1/2
每 1% 面积、每公斤体重补液量(额外丢失量)	1.5ml	2.0ml	2.0ml	
晶体液:胶体液	中重度 2:1		特重 1:1	同左
基础需要量(5% 葡萄糖)	2000ml	60～80ml/kg	100ml/kg	同左

第 1 个 24 小时总量的 1/2 应在伤后前 8 小时补入,以后的 16 小时内补入其余 1/2 量,休克较深者应加输碳酸氢钠纠正酸中毒。

伤后第 3 日起补液量可减少,依据前两日出入量及创面蒸发量估计,适当增加口服补液,维持体液平衡。

2.烧伤脓毒症的防治　多发生在伤后 10 天内或是焦痂分离期,即伤后 3～4 周,应及时抗休克,加强支持治疗,积极处理创面,并选用有效抗生素。

(四)烧伤患者的监护

1.临床监测

(1)监测生命指征,包括体温、脉搏、呼吸、血压以及神志状况等。

(2)重症烧伤患者应留置导尿管,记录每小时尿量,观察外周末梢循环情况,发现血容量改变,尽早纠正。

(3)观察烧伤创面情况,并予记录。

(4)对有骨折、呼吸道烟雾吸入、热力损伤等合并损伤患者应加强护理,减少呼吸道并发症发生。

2.实验室检查

(1)血、尿常规检查,特重烧伤早期每日 1 次。

(2)重症患者每周 1～2 次肝肾功能与血液生化检查;血电解质检查每日 1 次,直至正常后改为每周 1 次。

(3)创面细菌培养,重症患者每 2～3 天检查 1 次。

(4)疑有脓毒性感染时应及时抽血作细菌培养。

(5)重症患者,呼吸道吸入发生热力损伤患者应作动脉血气分析。

三、高压氧治疗

(一)治疗原理

1.高压氧治疗不但可提高血液、体液和组织中的氧分压,从而改善因血容量减少所致的组织缺氧血症,更由于在高压氧下,血管收缩,毛细血管通透性降低,大大地减少了体液渗出,使组织肿胀减轻,静脉回流改善,使有效的循环血量得以维持,防止或减轻低血容量性休克的发生。

2.高压氧下,由于渗出减少,创面干燥,水肿与充血减轻,因而能够减少发生细菌感染的机会,加之高压氧能抑制多种致病菌的生长繁殖,有助于控制感染。

3.高压氧下细胞分裂活跃,能较迅速地合成胶原纤维和新生毛细血管,促进肉芽组织生长和上皮形成及移行,并有助于皮肤移植片和皮瓣的成活,因而可加速创面的愈合。

(二)治疗指征

1.大面积烧伤(总面积在 20% 以上)伴有Ⅲ度烧伤的患者,在大量补液和抗休克治疗的同时,有条件者应尽早行高压氧治疗。

2.头面、手、骨关节等特殊部位烧伤,为减轻对功能的影响,应尽早行高压氧治疗,以促进创面愈合,减少瘢痕形成。

3.烧伤经外科早期处理后,如创面渗液和局部组织肿胀仍明显,愈合困难者,或出现中毒性休克早期征象者。

4.烧伤植皮前后给予高压氧治疗,可以提高植皮成活率。

(三)治疗方法

一般在 0.2～0.25MPa 下间歇吸氧 60～80 分钟,每日 1～2 次,症状好转后改每日 1 次。根据烧伤深浅和面积大小决定治疗次数,一般 7～20 次。在安全确有保证条件下,可用纯氧舱治疗,因此法可使创面直接浸泡于高浓度氧中,对治疗更为有利。

（四）疗效

国内外通过临床实践和动物实验证明，高压氧下烧伤创面干燥加快，感染减少，愈合加速，病程发展顺利，病死率明显下降。烧伤被美国列为 14 种高压氧适应证之一。上海地区报告 50 个病例，其中大面积、深Ⅱ度及Ⅲ度烧伤占 34 例，仅 3 例死亡，其余均获良好效果。Grossman 等分析了 3 所烧伤中心收治的 400 例重度烧伤患者的高压氧疗效，入院时 137 名有高度死亡危险的病例中，98 例接受高压氧治疗，39 名（40%）死亡，存活者脱离危险平均 23 天；而未采用高压氧治疗的67% 死亡，存活者脱离危险平均需 38 天。从预后及治疗天数两方面可以肯定高压氧对烧伤的疗效。

（五）注意事项

1.对大面积烧伤者，治疗时可全身暴露，但应注意保持舱内合理的温湿度，使创面干燥，防止细菌感染，加速愈合。

2.有呼吸道水肿者，入舱前应行气管切开术，治疗中要密切观察呼吸道是否通畅。

3.对头面部烧伤、大面积烧伤及烧伤后气管切开的患者，应尽量采用纯氧舱治疗。

4.每次治疗前后，必须对氧舱进行消毒，防止交叉感染。

5.高压氧治疗烧伤，一定要配合常规治疗，尤其要注意液体的补充及抗生素的合理使用。

第六节　气性坏疽

气性坏疽是火器伤中最为严重、发展最快的并发症之一，如不及时诊治，可丧失肢体或危及生命，死亡率可达 20%～50%。本病的防治包括早期彻底清创，敞开伤口，预防其发生。一旦发生，应早期诊断，及时治疗，避免残废或死亡。

气性坏疽是厌氧菌感染的一种，是由梭状芽孢杆菌侵入伤口引起的一种严重的特异性感染，多发生于肌肉丰富的下肢广泛性损伤。开放性创伤患者的皮肤保护屏障遭到破坏，创面接触外界物体，梭状芽孢杆菌在人畜粪便与周围环境中（特别是泥土）广泛存在，故伤后污染此菌的机会很多，但发生感染者不多，因为这类细菌在人体内生长繁殖需具备缺氧环境。开放性创伤并发气性坏疽病死率可达7.1%～20.0%。

一、病因

发生气性坏疽主要有三个因素：

1.**有梭状芽胞杆菌污染伤口**　即产气荚膜梭状芽胞杆菌、生孢子梭状芽胞杆菌及溶组织梭状芽胞杆菌，其中以产气荚膜梭状芽胞杆菌较为常见，通常数种细菌混合感染更为常见。

2.**组织失活**　伤口内有失活的或有血液循环障碍的组织，尤其是肌肉组织。

3.**局部环境**　适合厌氧杆菌生长的缺氧环境。

二、临床表现

因创伤性质与细菌种类不同，潜伏期长短不一，短者数小时，长者 5～6 天，一般为 1～4 天。

1.**全身症状**　早期出现神情不安、口唇皮肤苍白、脉快，在数小时内变为忧虑、恐惧或精神欣快。在感染发展到严重状态以前，伤员神志一直清醒，有时表情淡漠，面色灰白，并大量出汗，体温可高达 38～39℃，体温与脉搏可不成比例，脉搏 100～140 次/分，细弱无力，节律不齐。随着感染的发展，毒血症加重，体温可高达 41℃左右。血压在早期正常，后期则下降。伴有血红蛋白下降，白细胞计数增高。晚期有严重贫血及脱水，有时有黄疸，致循环衰竭。

2.**局部症状**　先有伤肢沉重、疼痛，感觉敷料或石膏包扎过紧，用止痛药效果不佳。伤口周围水肿，指压留有白色压痕。伤口内有浆液血性渗出液，可含气泡。分泌物涂片可查出革兰阳性粗大杆菌。触诊有捻发音，气体的出现也不尽一致，有些出现早，有些后期方明显，以产气荚膜梭状芽胞杆菌为主者，产气早而多；以水肿梭状芽胞杆菌为主者，则气体形成晚或无气体。有气时 X 线片可见深层软组织内存有气体影。伤口常有硫化氢恶臭味。根据菌种不同可有辛辣、甜酸、臭或恶臭等不同气味。例如，水肿梭状芽胞杆菌感染，可不臭或有很轻微的臭味。后期肢体高度肿胀，皮肤出现水疱，肤色呈棕色有大理石样斑纹或黑色。肌肉由伤口膨出者，呈砖红色而至橄榄绿色，最后呈黑色腐肉。

三、检查

1.取伤口渗出液涂片、染色、镜检,可见革兰阳性短粗大杆菌,单独或成双排列,白细胞很少或变形、破碎,也可用荧光抗体,酶标抗体和酶标 SPA 等染色法进行快速鉴定。值得注意的是,从细菌学角度而言,Cp 为革兰阳性杆菌;但是,从感染部位检得的 Cp 经染色后,可为革兰阴性或阳性。

2.X 线检查有助于早期发现气性坏疽。

四、诊断标准

有开放性创伤史,伤口出现不寻常的疼痛,局部肿胀迅速加剧,伤口周围皮肤有捻发音,伤口内的分泌物中找到大量革兰阳性粗大杆菌,X 线检查伤口肌群有气体,临床可诊断气性坏疽,厌氧菌培养提供病原学诊断依据。

早期诊断是抢救气性坏疽患者的关键。患者有外伤史,局部创面疼痛剧烈,明显水肿,可呈灰色或紫蓝色,有时可见张力性水疱,后期创面有捻发音。全身表现为发热、低血压、神志淡漠等,伤口分泌物涂片找到革兰阳性粗大杆菌有诊断价值。Winter 等报道通过肌肉活检找革兰阳性杆菌可快速诊断。早期涂片时一定要打开敷料,用无菌棉签蘸取伤口深处的分泌物,不要仅蘸取伤口表面或敷料上的少许血液。细菌培养需时太长,对早期诊断意义不大。

五、高压氧治疗气性坏疽机制

1.抑制厌氧菌生长。有特异性和非特异性两方面的作用,可增加吞噬细胞吞噬和杀灭细菌的能力,与抗生素有协同作用。关键取决于局部氧分压大于33.3kPa,HBO 治疗压力不低于 2.5ATA。

2.抑制、减少外毒素的产生,但不能减弱外毒素的毒性。因此临床 HBO 治疗破伤风的疗效要逊于气性坏疽。

3.减少厌氧菌产气,减少组织内已积存的气体,可减轻或消除气肿,有利于改善局部供血。

4.提高全身和组织的氧含量,改善病变组织的缺氧状态,减少坏死组织,加速伤口愈合。

5.有利于防止中毒性休克、中毒性脑病,减少死亡率。

六、高压氧治疗指征

1.可疑及确诊者。

2.内源性感染,尤以大手术、放疗、严重创伤后的混合感染。

七、高压氧治疗方案

气性坏疽一旦确诊,应不失时机地尽早进行手术。即使有休克,也应在抢救休克的同时进行手术。加强全身支持疗法、高压氧治疗、紫外线照射伤口等综合治疗。对气性坏疽患者必须就地隔离治疗。

1.手术

(1)术前准备:抗休克、输血、输液以纠正脱水、电解质及酸碱平衡紊乱。

(2)手术方法:一是再次清创,二是对全身毒血症状严重、肢体坏死已无法保留者,施行截肢。再清创时,充分暴露伤口,作广泛多处的纵深切口,彻底切除坏死组织,直到能见出血的健康组织为止。如感染仅限于某一筋膜腔,可把受累肌肉全部切除,术后敞开伤口。整个肢体均坏死者,如不截肢将加重全身毒血症,有生命危险者,应果断截肢。在正常部位用快速高位截断术,如截肢部位必须通过受累组织时,应把残端皮肤纵行切开,并将残余的受累肌肉从起点全部切除,截肢后不缝合伤口。手术时禁用止血带。手术中,用3%过氧化氢或1:4000高锰酸钾液反复冲洗伤口,并持续滴注;继续输液,视情况给予输血。

(3)术后护理:全身支持治疗,适当输血、输液,保持每天尿量在1500毫升以上,有助于毒素的排泄。给予易消化的高营养饮食。每天由静脉给与青霉素等有效抗生素。伤口敞开,每半小时用3%过氧化氢液冲洗伤口1次或用1:4000高锰酸钾液持续滴入伤口,直至伤口感染完全被控制。

2.紫外线强红斑量照射　紫外线照射伤口,对本症有较好的疗效。照射范围包括伤口及其周围5～10厘米的健康皮肤,用量为强红斑量,局部炎症控制后减量,直至可作二期缝合或植皮时为止。

3.高压氧　高压氧治疗并不能代替手术。用高压氧治疗气性坏疽取得了满意的疗效,用2～3个绝对大气压,每次2～4小时,第一天3次,第二、三天各2次,通常3～4天即可控制病情。

八、注意事项

1.气性坏疽一经诊断,应立即尽早进行 HBO 治疗。

2.强调综合治疗,外科手术、抗生素、HBO 联合治疗。

3.治疗前后应对氧舱进行彻底消毒,HBO 治疗前应对伤口进行清创、切开引流及大剂量抗生素结合使用,严格按厌氧菌感染,做好消毒隔离工作,以防交叉感染。

4.HBO 治疗次数不能少于 5 次。Holland 认为<5 次,病死率达 42.9%,>5 次病死率降至 14.3%。

5.由于治疗压力较高、次数较多、治疗时间较长,可服用抗氧化剂,如维生素 E、银杏制剂、维生素 C 等。

九、预防

预防气性坏疽的根本方法是早期彻底清创、早期注射青霉素和加强全身支持疗法。本病一旦发生,应隔离治疗,烧毁换下的敷料,以免交叉感染。

第七章　高压氧在妇产科中的应用

第一节　妊娠高血压综合征

妊娠高血压综合征(简称妊高征),即妊娠中毒症、先兆子痫等,是发生在妊娠20周与产后两周左右,出现水肿、蛋白尿(超过 0.5g/L),头痛、视力模糊、上腹痛等症状,若没有适当治疗,甚至引起全身性痉挛甚至昏迷,称之为妊娠高血压综合征。高压氧治疗对妊娠高血压综合征有较好的疗效,可使子宫血流动力学状态显著改善,纠正子宫功能紊乱,改善病情,对婴儿和产妇产生保护作用。

一、病因

病因不明。临床观察发现有以下易患因素:

1.35 岁以上的高龄孕产妇易患本症。营养不良,有严重贫血或低蛋白血症、葡萄胎、气温变化较大的冬季容易发病。

2.子宫胎盘缺血:多胎妊娠,羊水过多,初产妇,子宫膨大过度,腹壁紧张等,都会使宫腔压力增大,子宫胎盘血流量减少或减慢,引起缺血缺氧,血管痉挛而致血压升高。也有人认为,胎盘或蜕膜组织缺血缺氧后,可产生一种加压物质,引起血管痉挛,使血压升高。

3.免疫与遗传:临床上经产妇妊高征较少见。妊高征之女患妊高征者较多。有人认为与孕妇隐性基因或隐性免疫反应基因有关。

4.前列腺素缺乏:前列腺素类物质能使血管扩张,一般体内加压物质和降压物质处于平衡状态,使血压维持在一定水平。血管扩张物质前列腺素减少了,血管壁对加压物质的反应性增高,于是血压升高。

二、临床表现

1.血压升高:收缩压≥17.3kPa(130mmHg)或舒张压 12.0kPa(90mmHg)或较孕前增加 4/2kPa(30/15mmHg)即可诊断。

2.水肿:临床上表现为体重增加过多,每周增加＞0.5kg,下肢和腹壁水肿,重者出现腹水,经休息水肿不消退。

3.蛋白尿:应选用清洁中段尿作标本,尿蛋白(＋)或(＋)以上或 24 小时尿蛋白多于 5g 即是。

4.患者自觉头痛头晕,恶心呕吐,视力模糊,上腹部疼痛等。

5.抽搐昏迷:提示病情极重,可发生在产前、产时或产后。抽搐时面肌紧张,牙关紧闭,眼球固定而直视前方,继而全面肌肉强直,剧烈抽动,呼吸停止,意识丧失,大小便失禁,发作频繁或持续昏迷者,常可死亡。

三、诊断

发生在孕 20 周后。

1.高血压　血压升高≥140/90mmHg,或血压较孕前或孕早期血压升高≥25/15mmHg,至少两次,间隔 6 小时。

2.蛋白尿　单次尿蛋白检查≥30mg,至少两次,间隔 6 小时,或 24 小时尿蛋白定量≥0.3g。

3.水肿　体重增加＞0.5kg/周为隐性水肿。按水肿的严重程度可分为:局限踝部及小腿(＋);水肿延及大腿(＋＋);水肿延及会阴部及腹部(＋＋＋)。

4.妊娠高血压　仅有高血压,伴或不伴有水肿,不伴有蛋白尿。

5.先兆子痫　多系统受累,母体肾、肝、脑及凝血系统异常,由于胎盘血流减少可引起胎儿生长迟缓或胎死宫内。有突发头痛、视力模糊等前驱症状,随后出现抽搐、昏迷等。

6.轻度先兆子痫　有高血压并伴有蛋白尿的存在。

四、治疗

1.常规治疗

(1)增加营养、给予低热高蛋白饮食。

(2)卧床休息,可改善子宫胎盘血液循环。

(3)利尿、降压,补充维生素 C 及维生素 B₁。

2.高压氧治疗妊高征的机制

(1)HBO 可以提高血氧含量,增加血氧弥散距离,有效地纠正各器官缺氧状态,防止小动脉痉挛。

(2)HBO 可恢复血管通透性,减轻或消除局部水肿。

(3)HBO 可改善肾脏及心血管功能,调整神经内分泌功能。

3.高压氧治疗方法　治疗压力一般为 1.5～2.0ATA,吸氧 60～80min,中间间隔 5～10min 空气,每日 1 次。10 次 1 个疗程。

4.注意事项

(1)HBO 治疗压力不宜太高,以 2.0ATA 为宜。

(2)血压在 21.3/13.3kPa(160/100mmHg)以上者禁用 HBO 治疗。

(3)除非急救,妊娠早期暂禁 HBO 治疗。

第二节　先兆流产

妊娠不足 28 周、胎儿体重不足 1kg 而终止者称流产。流产发生于妊娠 12 周前者称早期流产,发生在妊娠 12 周至不足 28 周者称晚期流产。一般先兆流产的主要表现为怀孕后,阴道有少量出血,根据流血量和积聚在阴道内的时间的不同,颜色可为鲜红色、粉红色或深褐色。有时伴有轻微下腹痛,胎动有下坠感、腰酸腹胀。高压氧对先兆流产有较好的效果,经过适当治疗和休养有希望继续妊娠。

一、病因

1.孕卵异常、内分泌失调、胎盘功能失常、血型不合、母体全身性疾病、过度精神刺激、生殖器官畸形及炎症、外伤等,均可导致先兆流产。

2.遗传基因缺陷:早期自然流产时,染色体异常的胚胎占 50%～60%,多为染色体数目异常,其次为染色体结构异常。

3.环境因素:过多接触某些有害的化学物质(如砷、苯、甲醛、氯丁二烯、氧化乙烯等)和物理因素(如放射线、噪音及高温等),均可引起流产。

4.免疫因素:妊娠犹如同种异体移植,胚胎与母体间存在复杂的免疫。

二、临床表现及诊断

在妊娠满 28 周之前,出现少量阴道流血或下腹疼痛、腰酸。子宫大小与孕周符合,子宫颈无变化,子宫口未开,胚胎、胎儿及其附属物尚未排出。先兆流产的主要依据就是"见红"。

三、治疗

1.一般治疗

(1)密切观察胎儿情况:进行腹部 B 超,观察胎儿发育(有无胎囊,胎动、胎心反射等)。若胎儿发育正常,约 90％以上可以安全渡过早孕阶段。

(2)精神安慰:应解除孕妇顾虑和焦虑,消除孕妇紧张情绪。

(3)卧床休息,加强营养。

2.药物治疗

(1)黄体不全或孕二醇水平低者,可服黄体酮、叶酸等。

(2)维生素 E 有类似黄体酮作用,可适当应用。

(3)甲状腺功能低下者可口服甲状腺素片。

3.常规治疗

(1)密切观察胎儿情况:进行腹部 B 超检查,观察胎儿发育情况(有无胎囊,胎动、胎心反射等)。若胎儿发育正常,约 90％以上可以安全渡过早孕阶段。

(2)精神安慰:应解除孕妇顾虑和焦虑,消除孕妇紧张情绪。

(3)注意休息:卧床休息。加强营养。

(4)药物治疗

1)黄体不全或孕二醇水平低的患者,可服用黄体酮、叶酸等。

2)维生素 E 有类似黄体酮作用,可适当应用。

3)甲状腺功能低下者可口服甲状腺素片。

4.高压氧治疗先兆流产的机制

(1)HBO 能明显提高母体、胎盘和胎儿血氧分压及血氧含量,增加组织储氧量和氧的有效弥散距离,有效地纠正宫内胎儿缺氧状况,改善子宫血液供应,消除缺氧对母体和胎儿的威胁。

(2)HBO 能促进性腺如卵巢及肾上腺的功能,使性激素及肾上腺素得以调节,使母体功能系统作用增强、有利于改善胎盘功能,起到保胎作用。

5.高压氧治疗方法　治疗压力采用 2.0ATA,每次吸氧 60～80min,间隔空气 5～10min。每日 1 次,一般以 10～20 次为宜。一旦病情得到缓解,立即停止治疗。

第三节　过期妊娠

凡平时月经周期规则,妊娠超过 42 周尚未临产,称过期妊娠。其发生率占妊娠总数的 5％～12％。过期妊娠的围生儿发病率和死亡率增高,并随妊娠
期延长而增加。高压氧治疗对过期妊娠有明显的疗效。

一、病因

1.头盆不称时,由于胎先露部对宫颈内口及子宫下段的刺激不强,容易发生过期妊娠。

2.无脑儿畸胎未合并羊水过多时,孕周可长达 45 周。

3.缺乏胎盘硫酸酯酶,一种罕见的伴性隐性遗传病,均见于怀男胎病例。

4.内源性前列腺素和雌二醇分泌不足而黄体酮水平增高,使子宫不收缩,延迟分娩发动。

二、诊断要点

1.妊娠超过 42 周。

2.胎盘功能减退。阴道细胞涂片示以表层细胞为主,细胞分散,舟形细胞消失。如出现内、外底层细胞,证明胎盘功能不全已经非常严重。

3.羊膜镜检可了解羊水量及胎粪污染程度。

三、治疗

过期妊娠影响胎儿安危,应力求避免过期妊娠的产生,争取在妊娠足月时及时处理。

1.常规治疗

(1)产前处理:终止妊娠条件:①宫颈条件成熟;②胎儿≥400g 或胎儿宫内发

育迟缓;③12 小时内胎动累计数＜10 次或无应激试验(NST)为无反应型,宫缩应激试验(CST)阳性或可疑时;④雌三醇与肌酐比值(E/C)持续低;⑤羊水过少(羊水暗区＜3cm)或羊水粪染;⑥并发中度或重度妊高征。

(2)产时处理:过期妊娠的胎儿在分娩时,因子宫收缩会加重婴儿缺氧,导致宫内窘迫,死亡率很高。在分娩时应监护胎儿,一旦发现胎心异常、产程进展缓慢、羊水中混有胎粪,应及时作剖宫产。

2.高压氧治疗

(1)治疗原理:有效地纠正宫内胎儿缺氧。同时高压氧可促进性腺及肾上腺功能,有利于改善胎盘功能,保证胎儿氧和营养物质的供应。

(2)治疗方法:治疗压力以 1.5～2ATA 为宜,每次吸氧 50～60 分钟,每日 1～2 次。

第四节　胎儿窘迫

胎儿在宫内有缺氧征象危及胎儿健康和生命者,称胎儿窘迫。胎儿窘迫是一种综合征,是当前剖宫产的主要适应证之一。胎儿窘迫主要发生在临产过程,也可发生在妊娠后期。

一、病因

胎儿窘迫的病因涉及多方面,可归纳为三大类。

1.母体因素　导致胎儿缺氧的母体因素如下:

(1)微小动脉供血不足(如妊高症等)。

(2)红细胞携氧量不足(如重度贫血、CO 中毒等)。

(3)急性失血(如前置胎盘、胎盘早剥等)。

(4)各种原因引起的休克与急性感染发热。

(5)子宫胎盘血运受阻。

2.胎盘、脐带所致的常见因素

(1)脐带血运受阻。

(2)胎盘功能低下,如过期妊娠、胎盘发育障碍(过小或过大)、胎盘形状异常等。

3.胎儿因素　胎儿心血管系统功能障碍,胎儿畸形,母儿血型不合,胎儿宫内感染等。

4.难产处理不当　产程过长,胎儿出血、大脑产伤,止痛与麻醉药使用不当。

二、临床表现及诊断

根据胎儿窘迫发生速度,分为急性及慢性两类。

1.急性胎儿窘迫　急性胎儿窘迫通常所称的胎儿窘迫均指急性胎儿窘迫。主要发生于分娩期。

(1)胎心率变化:胎心率>160次/分,尤其是>180次/分,为胎儿缺氧的初期表现。随后胎心率减慢,胎心率<120次/分,尤其是<100次/分,为胎儿危险征。

(2)羊水胎粪污染:羊水呈浅绿色、黄绿色,进而呈混浊棕黄色,即羊水Ⅰ度、Ⅱ度、Ⅲ度污染。

(3)胎动:急性胎儿窘迫初期,最初表现为胎动频繁,继而软弱及次数减少,进而消失。

(4)酸中毒:诊断胎儿窘迫的指标有血 pH 值<7.20(正常值 7.25～7.35),PO_2<10mmHg(正常值 15～30mmHg),PCO_2>60mmHg(正常值 35～55mmHg),1mmHg≈0.133kPa。

2.慢性胎儿窘迫　慢性胎儿窘迫多发生在妊娠末期,往往延续至临产并加重。

(1)胎盘功能检查:测 24h 尿 E3 值并动态连续观察,若急骤减少 30%～40%,或于妊娠末期多次测定 24h 尿 E3 值在 10mg 以下;E/C 比值<10;妊娠特异 β1 糖蛋白(SP1)<100mg/L;胎盘生乳素<4mg/L,均提示胎盘功能不良。

(2)胎心监测:连续描记孕妇胎心率 20～40min,正常胎心率基线为 120～160次/分。若胎动时胎儿心率加速不明显,基线变异频率<5 次/分,持续 20min,提示胎儿窘迫。

(3)B 型超声检测:检测胎儿呼吸运动、胎动、肌张力及羊水量。

(4)胎动计数:妊娠近足月时,胎动>10 次/12 小时。胎动减少是胎儿窘迫的一个重要指示,每日监测胎动可预知胎儿的安危。

(5)羊膜镜检查:见羊水混浊,呈浅绿色至棕黄色,有助于胎儿窘迫的诊断。

三、常规治疗

1.急性胎儿窘迫

(1)积极寻找原因并排除如心力衰竭、呼吸困难、贫血、脐带脱垂等。

(2)及早纠正酸中毒。

(3)尽快终止妊娠。

(4)宫颈尚未完全扩张,胎儿窘迫情况不严重,可吸氧(10L/min,面罩供氧)20～30min,停5～10min,进入第2产程时可持续吸氧。若无显效,应行剖宫产术。

(5)宫口开全,胎先露部已达坐骨棘平面以下3cm者,吸氧同时应尽快助产,经阴道娩出胎儿。

2.慢性胎儿窘迫　应针对病因,视孕周、胎儿成熟度和窘迫的严重程度决定处理。

四、高压氧治疗胎儿窘迫的机制

HBO治疗可以迅速增加母体动脉血氧分压、氧含量,增加毛细血管血氧弥散距离,恢复胎儿体内有氧代谢,增加能量产生,减少酸性代谢产物蓄积,纠正酸中毒。

五、高压氧治疗的实施

治疗压力不应太高,1.8～2.0ATA较适宜,每次吸氧60～80min,中间间歇性吸空气5～10min1次。每日1～2次。HBO疗程不宜过长,疗程视孕期和胎儿情况决定。

第五节　胎儿宫内发育迟缓

胎儿宫内发育迟缓(IUGR)是指产前检查在孕28周后每周测量宫高,连续两次小于正常的第10百分位数或孕妇体重连续三次不增长者,应怀疑胎儿宫内生长迟缓。我国的发病率平均为6.39%。IUGR围生儿死亡率为正常儿的4～6倍,不仅影响胎儿的发育,也影响儿童期及青春期的体能和智能发育。高压氧是改善子宫-胎盘、胎盘-胎儿缺氧、促进胎儿发育、降低围产死亡率及并发症的一种有效方法。

一、病因

病因复杂,有些尚不明确。

1.孕妇因素　占 50%～60%。

(1)遗传因素:胎儿遗传性疾病,21、18 或 13 三体综合征,Turner 综合征(45,XO),三倍体畸形等。

(2)营养因素:孕妇偏食、妊娠剧吐、摄入蛋白质及维生素不够等。

(3)妊娠病理:如妊高征、多胎妊娠、前置胎盘、胎盘早剥、过期妊娠、妊期肝内胆汁淤积症等。

(4)妊娠并发症:如心脏病、高血压、肾炎、贫血、胎盘血流量减少等。

(5)其他:孕妇年龄、地区、体重、身高、吸烟、吸毒、酗酒、微量元素缺乏、宫内感染如 TORCH 综合征等。

2.胎儿因素　胎儿本身发育缺陷、胎儿代谢功能紊乱、生长因子缺乏、胎儿宫内感染、接触放射线等。

3.胎盘、脐带因素　胎盘异常,脐带过长、过细,脐带扭转、打结等。

二、检查

1.B 超测量　判断 IUGR 较准确,常用指标有胎头双顶径(增长速度 3 周仅增加≤4mm,孕 28 周＜70mm,孕 30 周＜75mm,孕 32 周＜80mm,可诊断为 IUGR)、胎儿胎骨长度、腹围、胸围、头围以及羊水量与胎盘成熟度;多数 IUGR 出现羊水过少、胎盘老化的 B 超图像;超声多普勒孕晚期 S/D 值≤3 为正常值,脐血 S/D 值升高时 IUGR 的发生率明显升高;胎儿生物物理评分(BPS)可协助诊断。

2.胎儿胎心电子监护。

3.化验检查　尿 E3 和 E/C 比值,血甲胎蛋白、胎盘生乳素、妊娠特异性 β 糖蛋白、碱性核糖核酸酶、微量元素 Zn、TORCH 感染的检测。

三、治疗

治疗越早,效果越好。孕期小于 32 周开始治疗疗效佳,孕期 36 周后治疗疗效差。

1.常规治疗

(1)一般治疗：均衡膳食，休息吸氧，左侧卧位改善子宫胎盘血液循环。

(2)补充营养：可应用多种氨基酸、能量合剂、低分子右旋糖酐等。

2.高压氧治疗

(1)治疗原理：

1)改善胎盘及胎儿的缺氧症状。

2)改善子宫血液供应，胎盘功能恢复，胎儿得以正常生长发育。

3)促进肾上腺及性腺功能，使性激素及肾上腺素得以调节，促进胎儿正常生长发育。

(2)治疗方法：压力为1.8～2ATA，每次吸氧60分钟，每日1次。一般20次左右。高压氧治疗同时应增加孕妇的营养、热量及多种维生素的供给，注意休息。

第八章　高压氧在儿科中的应用

第一节　新生儿窒息

新生儿窒息是指新生儿分娩离母体后,在 1min 内仅有心跳,而无呼吸或未建立正规呼吸运动。凡影响母体和胎儿间血液循环和气体交换的各种原因,都可使胎儿和新生儿发生缺氧。这种缺氧可发生在妊娠期(宫内缺氧),但多数是发生在分娩时。

一、病因

1.母体疾病　严重贫血、心脏病、呼吸衰竭、子宫痉挛、出血、各种原因造成的低血压。

2.胎盘原因　胎盘早剥、梗死、血栓,胎盘过小、水肿或感染、前置胎盘等。

3.脐带原因　脐带受压、脱垂、绕颈、打结,脐血管阻塞。

4.分娩期产程原因　如胎头过大或孕妇骨盆过小、胎位不正等原因所引起的难产和窒息。分娩过程中孕妇使用了吗啡和镇静剂,抑制了胎儿呼吸中枢而窒息。产生滞产、急产、胎位异常、手术产等。

5.胎儿原因

(1)早产儿呼吸中枢发育不成熟,易发生呼吸衰竭。

(2)宫内感染可抑制呼吸中枢。

(3)吸入羊水、胎粪阻塞呼吸道。

(4)呼吸道梗阻或畸形造成呼吸道阻塞。

(5)出血、药物引起胎儿低血压。

新生儿窒息的本质是缺氧和二氧化碳积聚,出现 PaO_2 降低,$PaCO_2$ 升高,代谢性酸中毒,导致肺血管收缩,血流阻力增加,右向左分流增加,引起脑缺氧、脑水肿、发绀;心肌收缩功能减弱、心率加快、血压下降,引起心力衰竭;可使肌张力减低，肛门括约肌松弛，胎粪溢出。缺氧还可并发急性肾小管坏死和坏死性小肠炎等。

胎儿窒息首先表现为心率改变，胎儿心率＞160次/分或＜100次/分，均为胎儿缺氧表现，提示胎儿娩出后有窒息的可能。胎儿娩出后根据皮肤颜色，判断窒息的严重程度，皮肤呈青紫色，称发绀型窒息或称轻度窒息，皮肤呈灰白色称苍白型窒息或重度窒息。目前常用Apgar评分法判断窒息的严重程度、预后及治疗疗效的标准（表8-1）。

表8-1　新生儿Apgar评分法

体征	评分标准		
	0	1	2
皮肤颜色	发绀或苍白	身体红、四肢青	全身红
心率（次/min）	无	＜100	＞100
弹足底或插鼻导管反应	无反应	有些动作如皱眉	哭、喷嚏
肌张力	松弛	四肢略屈曲	四肢能动
呼吸	无	慢、不规则	正常、哭声响

评分应在出生后1min内评出，不正常者5min后再评1次，如仍不正常，可每10～15min评1次。Apgar评分：正常：8～10分；轻度窒息（发绀、窒息）：4～7分；重度窒息（苍白、窒息）：0～3分。

二、高压氧治疗新生儿窒息的机制

窒息的本质是缺氧和二氧化碳积聚，所以，HBO治疗指征明确。HBO治疗原理有：

1.迅速纠正组织缺氧，改善有氧代谢。

2.随着缺氧的纠正，酸中毒减轻，有利于组织间和细胞水肿消退。

3.改善血管内皮细胞损害，修复毛细血管结构，HBO能影响一氧化氮（NO）和内皮素-1（ET-1）的水平，降低ET-1，增加NO/ET-1比值，抑制血小板和白细胞黏附，阻止微血栓形成，舒张脑血管，改善脑血流，保护内皮细胞完整性，从而改善微循环。

4.减轻脑水肿，降低颅内压，促进神经功能恢复。

5.增加吞噬细胞吞噬出血灶、坏死组织及杀菌的功能，加速病灶消除。

6.改善心肌收缩功能,减少心律失常,控制心力衰竭,改善肝肾功能。

三、高压氧治疗实施

越早越好,但无明确时机要求。一般1.3～2.0ATA。目前趋向于压力偏低,特别对于早产儿,多数以1.3～1.6ATA为宜。以往文献多在60～80min。目前主张30～40min,间歇吸氧、单人舱全舱吸氧<90～100min。通常情况下,24h内1～2次,3d后,可每天1次。一般1～2个疗程。有后遗症的患儿,可延长至3～6个疗程。必要时可反复、间断治疗。

四、注意事项

1.治疗越早越好,但如果生命体征不稳定,应先纠正生命体征,稳定后再进行HBO治疗。进舱后最好能作心率、呼吸的舱外监护。

2.由于新生儿不会自行作鼓膜吹张,为了预防内耳气压伤,原则上宜作鼓膜穿刺。国内目前都不作鼓膜穿刺,仅仅是采取加压速度减慢,让新生儿哭或有可能喂水,用这些方法来预防内耳气压伤。国内数万例病例治疗,未发生内耳气压伤。但这些做法与预防内耳气压伤的原则是违背的,如何解决,建议高度重视这个问题的研究。

3.采取综合治疗,除了前面提到的应努力做好,建议尽早介入多肽类神经营养剂的应用。早期血脑屏障损害,通透性增加,多肽类制剂的应用更能收到事半功倍作用。

第二节　新生儿黄疸

新生儿黄疸,又称胆红素脑病,是游离胆红素通过血脑屏障进入中枢神经系统,导致神经细胞中毒变性,出现神经系统的异常表现,是新生儿高胆红素血症的严重并发症,常可导致神经系统后遗症,甚至死亡。

一、病因

胆红素脑病神经症状是由于未结合胆红素通过血脑屏障在脑组织沉着,抑制脑细胞的线粒体生物氧化作用所致。胆红素对脑组织的损伤可分为 3 个阶段:首先是可逆性损伤;其次是治疗后可恢复性损伤;最后才是不可逆性损伤。严格地说,严重胆红素脑病(即核黄症)只是不可逆性脑损伤,而胆红素脑病则指所有的胆红素脑损伤。

二、临床表现

1.严重胆红素脑病的表现　严重胆红素脑病,其表现分为 4 个时期。

(1)警告期:血清胆红素在 $256.5\mu mol/L$ 左右,症状较轻,表现为肌张力降低、嗜睡、原始反射弱或消失等.持续 12～24h。

(2)痉挛期:出现痉挛或迟缓、肌张力增高、尖叫、凝视、眼球震颤、惊厥、角弓反张、发热等,严重者因呼吸衰竭而死亡,此期持续 12～24h。

(3)恢复期:存活病例上述症状逐渐消退,约持续 2 周。

(4)后遗症期:多在生后 2 个月至 3 岁出现,主要表现为锥体外系神经异常,即核黄疸四联症:手足徐动症、眼球运动障碍、听力障碍和牙釉质发育不全。此外尚有智力低下、癫病、运动发育障碍等。后遗症一般持续终生。

2.亚临床型胆红素脑病的表现　轻型胆红素脑病的临床表现轻微,只有嗜睡、纳呆(如饥饿时亦对食物不感兴趣)、进食时间过长、凝视、憋气等,也可表现为呼吸暂停、心动过缓等。

三、常规治疗

1.降低血清未结合胆红素

(1)光疗:光能使非结合胆红素降解为水溶性双吡啉,后者可经胆汁和尿液迅速排出。常用波长为 420～470nm 的蓝光治疗,亦可用绿光。连续或间断照射48～72h,一般光照 24h 约使胆红素下降 30%。常见副作用有发热、轻度腹胀、不显性失水增多、维生素 B_2 分解增多等,进行对症处理后上述症状可缓解。

(2)换血疗法:可换出大量血清未结合胆红素,其疗效较光疗及药物治疗均好,故一旦发现胆红素脑病,应尽早行换血治疗以缓解症状。未断脐者可经脐静脉换血,脐带已断者可行外周血管换血,换血量约为患儿全血量的 2 倍。

(3)药物治疗:清蛋白能与血清未结合胆红素结合,从而减少其与脑细胞结合的机会;苯巴比妥可使肝脏将未结合胆红素转化为结合胆红素;肾上腺皮质激素能活跃肝细胞酶系统,加强葡萄糖醛酸与胆红素结合的能力;使用碳酸氢钠防治酸中毒等。

2.神经系统后遗症的治疗 神经系统后遗症无特异性治疗,可给予促脑细胞功能恢复药物,如:胞二磷胆碱、脑活素、理疗等。

四、高压氧治疗

1.治疗机制

(1)由于溶血后胆红素升高,胆红素造成脑细胞线粒体功能障碍,生物氧化抑制,脑细胞因缺氧而受损。HBO下组织氧储量及血氧弥散半径也相应增加,故能明显改善组织细胞缺氧状态,恢复各脏器因缺氧所造成的损害。

(2)HBO可使脑细胞线粒体中H^+-ATP酶活性增加,ATP生成增多,产能增加,脑细胞代谢增强。

(3)HBO下肝脏的血氧含量相应增加,肝脏胆红素代谢功能增强,血胆红素降低,从而减轻胆红素对脑细胞的损害。

(4)HBO治疗可以增强吞噬细胞吞噬病原微生物和杀灭病原微生物的作用,具有抗感染能力。

2.治疗方法 一般采用纯氧舱治疗,治疗压力为1.5～2.0ATA,每次治疗时间80min,每日1次,10d为1个疗程,一般需治疗2个疗程。

3.疗效 研究报道,应用HBO治疗新生儿溶血性疾病,在治疗的第3～4天胆红素浓度降低,肝脏胆红素代谢功能转为正常。有学者研究发现应用婴儿HBO舱治疗新生儿溶血症14例,治疗后病情全部改善,有效率达100%。还有研究者报道,应用HBO治疗新生儿黄疸21例,压力1.3ATA,治疗2～20次不等,全部病例均有显效,无1例发生不良反应,并可同时治疗HBOHIE等并发症。

五、注意事项

1.升减压速度应相对缓慢,特别是前3次治疗更应注意。
2.如有核黄疸后遗症,则后续治疗应定期进行,直到症状消失。

第三节　脑性瘫痪

脑性瘫痪是指胎儿出生前到出生后 1 个月以内各种原因所引起的非进行性脑损伤。主要表现为中枢性运动障碍，所以称脑性瘫痪。

一、诊断

【病因】

脑性瘫痪的原因可发生在产前、出生过程中或产后，大多由于感染、产伤、出血、缺氧、核黄疸等引起。脑组织对缺氧最敏感，新生儿基底节对缺氧的耐受性更小，缺氧还可增加血管内皮的渗透性和脆性而造成脑血管损害。出生前脑组织受损可造成脑发育不全，出生时和出生后损害则以瘢痕、硬化、软化、部分萎缩和脑组织损害为主。

【临床表现】

根据运动障碍的表现分为以下四型。

1.痉挛型脑性瘫痪　脑性瘫痪中大多数属此型，主要病变在锥体束。根据瘫痪部位，本型又分下列四种：①四肢瘫痪；②偏瘫；③截瘫；④单瘫。

2.锥体外系型脑性瘫痪　主要病变在锥体外系。出现不自主、无目的、自己不能控制的动作，睡眠时症状消失。肌腱反射正常。

3.肌张力低下型脑性瘫痪　此型少见。病变在小脑，但有时大脑也有畸形。首先表现为肌张力降低，肌腱反射不易引出。智能轻度障碍。

4.混合型　以上任何两型或三型并存，其中以一、二两型混合多见。此常提示脑部病变广泛。

运动障碍为本病的基本表现，严重者可伴发智力障碍、语言、视觉、听觉功能障碍，或癫痫发作等。

二、常规治疗

1.加强护理　首先要保证供给充分的营养，对智能差者要进行耐心的教育，对语言困难者要进行发声的训练等。

2.瘫痪肌肉的功能恢复　平时应加强理疗、推拿、按摩和针刺治疗，促进各项功能的发育,防止瘫痪肢体肌肉的挛缩和畸形,同时还应配合肢体的功能进行锻炼。

3.药物　有癫痫者可根据不同类型恰当选择抗癫痫药物;有肌肉过分紧张而阻碍活动者可用抗痉挛剂如苯海索、地西泮等;此外,也可服用神经细胞代谢剂如:三磷酸腺苷、谷维素、维生素 B_1 等。

三、高压氧治疗

1.治疗原理　脑性瘫痪的主要原因是缺血、缺氧引起的脑损害。高压氧能极大地提高血氧张力,增加血氧含量,使缺血缺氧的神经组织重新获得丰富的氧供和营养,使脑组织的能量代谢得到改善,产生更多的 ATP,加速受损的脑组织的修复和脑功能的恢复。

2.治疗方法　治疗压力为 0.18～0.20MPa,吸氧 30～40 分钟,每日治疗 1 次,10 次为 1 个疗程,一般治疗 2～3 个疗程,长者可达 6～7 个疗程。

3.高压氧疗效　1992 年有文献报道,在 6 年内用高压氧治疗小儿脑性瘫痪共1170 例,其中痉挛型 840 例、锥体外系型 157 例、肌张力低下型 52 例、混合型 121型,治疗结果:痊愈 630 例(占 53.8%),有效 448 例(占 38.3%),无效 92 例(占7.9%)。

第四节　肺部感染

肺部感染是由不同病原体所致的肺部炎症性疾病,占小儿内科住院患者数的24.5%～56.2%,是儿科常见病,也是儿童死亡的首位原因。年龄愈小,发病率和死亡率愈高,婴儿肺炎占死亡数的 23.9%。

一、诊断

【病因】

根据病原体分为细菌性、病毒性、支原体性、衣原体性、真菌性的原虫性。其中发达国家以病毒感染者为主,发展中国家多以细菌性者较多。混合性亦较常见。

【临床表现】

部分患者以上呼吸道感染起病,继而高热不退、呼吸急促、发绀,伴咳嗽、咳痰。

并发休克时四肢冰凉、潮湿、尿少。并发心肌炎时,患者感胸闷憋气、气短、心悸。胸部叩诊呈浊音,语颤增强,呼吸音低或呈管状呼吸音,有干湿性啰音,偶可闻胸膜摩擦音。休克时血压降低(低于 80/50mmHg)、脉压降低、四肢湿凉,毛细血管再充盈时间延长。合并心肌炎时心界扩大、心动过速、心律失常(奔马律)。

【检查】

1.周围血象　　白细胞总数增多、中性粒细胞比例增加,核左移,胞浆内出现中毒性颗粒。病毒性肺炎白细胞总数降低,单核细胞比例增多。

2.血气分析　　动脉血氧分压(PaO_2)降低,二氧化碳分压正常或降低(呼吸快所致)或增高。

3.肺 X 线检查　　胸 X 线片可显示有阴影。

4.血清学检查　　支原体、衣原体、立克次体、病毒性肺炎多用血清学检查确诊。

二、常规治疗

1.抗生素　　细菌性、支原体性、衣原体性、立克次体性及真菌性肺炎的治疗均以抗生素为主,病毒性肺炎也应使用抗生素预防细菌感染。

2.一般支持治疗　　卧床休息,保证酸碱平衡。发绀者吸氧,高热患者应及时降温(物理方法、药物),咳嗽予以镇咳祛痰药物。密切观察病情变化。

三、高压氧治疗

1.治疗原理

(1)高压氧治疗迅速增加炎症病灶区域供氧,改善其缺氧状态;增强病灶区内吞噬细胞对病原微生物的吞噬和杀灭作用;增强吞噬细胞清除病灶区坏死组织和破碎细胞的能力。

(2)高压氧治疗抑制病灶区域内病原微生物生长;并与抗生素有协同作用,可增强抗生素抑菌、杀菌能力。

(3)高压氧治疗迅速改善全身各组织和脏器缺氧状态,加速各脏器功能的恢复。

(4)高压氧治疗具有抗休克作用。

2.治疗方法　　治疗压力 0.20~0.25MPa,每日 1 次,10~20 次为 1 疗程。对于肺部有空洞或伴脓气胸者应慎用或不用高压氧治疗。

3.疗效　Ermakor 等调查了高压氧对急性和慢性肺部炎症的治疗效果,使用 0.15MPa,3～5 次治疗对急性炎症无不良作用,对慢性炎症有某些益处。阎明选等报道采用青霉素肌注与高压氧综合治疗婴幼儿重症肺炎 360 例,总有效率98%。

第五节　儿童糖尿病

糖尿病是由于体内胰岛素不足或缺如造成的糖、脂肪、蛋白质代谢异常的疾病,分为原发性和继发性两类。根据发病机制的不同,原发性糖尿病又分为胰岛素依赖型(IDDM,1 型)和非胰岛素依赖型(NIDDM,2 型),儿童糖尿病几乎均为1 型。

一、诊断

【病因和发病机制】

1 型糖尿病是由于胰岛 β 细胞遭受破坏,不能分泌胰岛素所造成。病因尚不完全清楚,目前认为本病是一种自身免疫性疾病,与遗传、病毒感染、自身免疫反应等多种因素有关。糖尿病患儿的胰岛素分泌不足或缺如,使葡萄糖的利用量减少,而胰高血糖素、生长激素和皮质醇等又促进肝糖原分解和葡萄糖异生,结果导致血糖上升和细胞外液渗透压增高。当血糖浓度超过肾阈值时即产生糖尿,导致了渗透性利尿,临床上出现多尿症状以及电解质失衡和慢性脱水。另外,胰岛素不足也促进了脂肪分解过程,形成酮症酸中毒。以上血糖明显升高、血浆渗透压增高、水和电解质紊乱以及酮症酸中毒等代谢失常最终都将导致中枢神经系统功能受损,从而出现严重并发症。

【临床表现】

儿童糖尿病起病多呈急性过程,大多数患儿有多尿、多饮、多食和体重下降(三多一少)等典型症状,病史较长的年长儿还可出现消瘦、乏力等症状。但婴幼儿上述症状常不易被家长察觉。酮症酸中毒常为小儿糖尿病患者首次就诊时的突出症状,多因急性感染、过食或突然中断胰岛素治疗而诱发,幼年患儿较年长发病率为高,起病急骤,表现为脱水和酸中毒症状,呼气中带有酮味,严重者出现嗜睡、昏迷、血压下降等。

【实验室检查】

1. 尿液检查　未经治疗的患儿尿糖呈阳性;伴有酮症酸中毒者尿酮体阳性;若有肾脏继发改变,则尿蛋白亦可为阳性。

2. 血液检查

(1)血糖:空腹全血或血浆血糖浓度分别 $\geqslant 6.7mmol/L$ 和 $7.8mmol/L$;或当患儿有"三多一少"症状及尿糖阳性时,其任意血样(非空腹)的血糖 $\geqslant 11.1mmol/L$ 者即可诊断为糖尿病。伴有酮症酸中毒者血糖可明显增高。

(2)血气分析:合并酮症酸中毒的患儿血气分析呈代谢性酸中毒改变。因酮症酸中毒在小儿糖尿病中发生率很高,故应动态监测血气分析,并同时作血电解质测定。

3. 葡萄糖耐量试验　临床上高度怀疑糖尿病,而无明显临床症状、尿糖偶尔阳性而血糖正常或稍增高的患儿,可作此检查。通常采用口服葡萄糖法。

二、常规治疗

1. 治疗目的　①消除临床症状尤其是酮症酸中毒的积极处理;②纠正水电解质及代谢紊乱;③保证患儿正常的生长发育和生活活动。

2. 治疗措施　包括合理使用胰岛素行替代疗法、饮食管理、液体疗法、控制感染以及积极治疗酮症酸中毒等。治疗过程中应定期监测血糖、尿糖以及生命体征的监护等。胰岛素使用过程中应注意防止 Somogyi 现象与清晨现象,前者为使用胰岛素过量,而后者则为胰岛素用量不足所致。

三、高压氧治疗

1. 治疗原理

(1)高压氧使血氧及组织中氧含量增多,有氧代谢旺盛,葡萄糖消耗增加,故可使血糖降低,尿糖减少,同时糖的无氧酵解受到抑制,乳酸生成减少,从而减轻代谢性酸中毒。

(2)高压氧还可改善微循环与细胞代谢,使 ATP 形成增多,有利于胰岛功能恢复,胰岛素分泌增加和糖代谢紊乱纠正。

(3)高压氧改善了组织供氧,纠正了末梢神经的缺氧状态,对糖尿病合并血管病变引起的组织供血不足及慢性缺氧损害,特别是皮肤损害有明显的促进愈合作用。

（4）高压氧治疗可使机体对胰岛素敏感性增加,从而减少糖尿病患者的胰岛素抵抗。

（5）高压氧可使糖尿病患者的用力肺活量(FVC)、第 1 秒时间肺活量(FEV1.0)、第 1 秒最大呼气率(FEV1%)、最大通气量(MVV)及最大呼气中期流速(FEF25%～75%)明显好转,从而改善糖尿病患者的肺功能。

2.治疗方法　小儿常用压力为 0.15～0.20MPa,稳压吸纯氧 30～60 分钟,每日 1 次,7～10 次为 1 疗程,共 2～3 个疗程。

3.治疗指征　1 型糖尿病经饮食控制与药物治疗疗效欠佳者;糖尿病合并神经系统病变如末梢神经炎者;糖尿病合并血管病变如皮肤溃疡和肢端坏疽者;糖尿病引起的视网膜病变与视力减退者。

4.疗效　Ostashevskaia 等配合应用高压氧,获得较好效果;此种方法对于糖尿病并发症如血管病变、多发性神经炎及组织营养障碍均有良效。Longoni 等采用高压氧治疗 15 例糖尿病患者,其中 11 例胰岛素用量减少,糖尿病性溃疡也随之改善。

第六节　儿童自闭症

儿童孤独症是发生于儿童期的一种严重神经精神发育障碍性疾病。近年来流行病学研究发现,本病是环境因素(例如重金属中毒、环境污染等)和多种致病微生物(细菌、病毒、酵母菌)感染等引起的神经免疫疾病,以胃肠道和脑症状为首发表现,影响脑、免疫系统、胃肠道等全身各系统的结构和功能。《精神障碍分类与诊断标准》关于孤独症诊断的标准为:群居接触能力减弱、社交能力减弱、活动和兴趣显著受限。孤独症的次要特征:惊厥(30%)、认知损害、感觉功能异常、特殊的专业技能、免疫功能损害、胃肠道疾病(50.75%)、食物过敏(50%)。中国 3.8 亿儿童中,有 40 万～50 万孤独症患儿。从 20 世纪 80 年代中期,儿童孤独症患病率逐渐上升,90 年代始呈加速上升趋势,现正以每年 3.8%的增幅在全球流行。

目前仍没有一个特殊的生物学标志被视为孤独症的原因,因此也没有专门、有效、特异性治疗的药物。在精神心理学界,多数学者认为儿童孤独症的治疗最终要靠教育和训练。但教育和训练不能从解剖结构上改善这些孤独症患儿的脑、免疫系统、胃肠道等全身各系统功能。许多研究结果显示,孤独症患儿表现为脑组织低血流灌注、神经炎性反应、氧化应激反应增强、重金属在体内聚集、体内排毒功能

（肝、肾、其他代谢功能）减弱等。针对这些环节进行治疗，可以明显改善70％以上孤独症患儿的孤独行为。

HBO治疗可明显提高血浆和组织中的氧含量，使缺血组织的氧供恢复正常。即使没有血红蛋白释放的氧，在0.3MPa下，吸100％氧气足以维持组织细胞生存，减轻大脑的缺氧状况。HBO已广泛应用于减压病、动脉气栓和CO中毒、肌萎缩侧索硬化症、脑卒中、多发性硬化症、新生儿缺血缺氧性脑病、脑瘫、脑外伤、慢性难愈性溃疡（糖尿病足）等缺血缺氧性疾病、自身免疫性疾病、感染性疾病等，它是一种涉及临床各个学科、不可替代的非辅助治疗方法。临床和实验的研究结果为HBO对儿童孤独症治疗提供了非常可靠的理论和实践依据。国内十多年前就开始了HBO对儿童孤独症治疗的临床观察。一项回顾性病例报道也指出，HBO可以改善孤独症患儿的症状。

一、发病机制

迄今为止，孤独症的病因尚未明确，可以是生物因素与非生物因素共同作用的结果，其中主要为生物因素。目前的研究表明，孤独症的起病可能与以下因素有关：

1.遗传因素　研究表明，遗传在孤独症的发病中具有重要作用。双胞胎研究发现，单卵双生子患孤独症的同病率为36％～95％，而双卵双生子同病率为0％～23％；流行病学调查表明，孤独症中同胞患病率为3％～5％，比正常人群高出30～100倍。国外有报道显示，孤独症儿童中有14％（男性为11％，女性为24％）是巨颅，34％的患儿在婴幼儿期头围增长速度过快。此外，父母的精神病史是孤独症的最高危的独立影响因素。与有其他障碍的父母相比，孤独症儿童的父母更有可能具有精神分裂样人格，母亲为精神分裂症患者会增加不利怀孕后果的概率。

2.孕产期高危因素　有研究发现，孤独症的发病与围产期的高危因素有关。一些研究发现一个或多个的不利的产科事件会增加孤独症的发生概率。单个因素，如出生低体重（<2500g）、出生时评分较低、母亲妊娠年龄偏小、妊娠期少于37周和天生畸形等都与孤独症的发病相关。并且出生低体重男孩（<2500g）的患病率高于同样状况的女孩。

3.神经因素　神经学研究表明，小于5岁的孤独症患儿大多可有明确的脑发育迟缓的相应病因学诊断，且其在产前、产中和新生儿期存在的高危因素明显高于普通人群。有研究者发现，杏仁核发育异常可能是孤独症患儿社交能力受损的基础。

4.生化因素　根据 Freeman 和 Ritvo 等的研究,30%～40%的孤独症症患儿血液中的 5-HT 的含量一直保持在很高水平。Campbell 等研究证实了高 5-HT 与低智商之间的关系。杜亚松等在孤独症核心家系 5-HT 和 APOE 基因的相关研究中发现,5-HT6 基因与孤独症的发病可能存在关系,APOE 基因多态性与孤独症存在关系。此外,也有研究发现,孤独症患者脑内阿片含量过多与患者的孤独、情感麻木及难以建立情感联系有关。血浆内啡呔的水平与刻板运动的严重程度有关。

5.其他因素　儿童孤独症与社会环境有关系。早期有研究发现,孤独症儿童主要来自于经济实力较弱的家庭,但近几年的研究发现,社会经济地位对孤独症的病因学影响不显著。与父母的文化程度、教育方式、职业等关系也不明显。也有研究指出,随着父母文化程度增高,孤独症行为的检出率下降,父亲内向的性格特质与儿童孤独症发病有密切关系。早期依恋对象的不固定,会导致幼儿的焦虑情绪,出现对人冷漠等行为。不良的教育方式(过于沉重的课业负担、暴力等),可能导致攻击、自伤等行为。

二、临床症状

2001 年 CCMD-3R 认为,儿童孤独症是一种广泛性发育障碍的亚型,以男孩多见,起病于婴幼儿期,主要为不同程度的人除交往障碍、兴趣狭窄和行为方式刻板,约有 3/4 的患儿伴有明显的精神发育迟滞,部分患儿在一般智力落后的背景下具有某方面较好的能力。

1.言语发育障碍　言语发育障碍是患儿的主要症状之一,主要为语言运用功能的损害。语言理解能力明显受损,听不懂指令,不会表达自身感受;学习语言有困难,但常有无意义的模仿语言,代词使用混乱。经常重复使用与环境无关的言词或不时发出怪声;有言语能力的患儿,不能主动与人交谈、维持交谈,应对简单,并且言语的声调、重音、速度、节奏等方面异常。文献报道,20%～40%的患儿伴有语言发育倒退。

2.兴趣狭窄和活动刻板、重复　孤独症患儿兴趣局限,常专注于某些特定模式,如旋转的电扇、固定的乐曲、广告词等;活动过度,来回踱步转圈等。拒绝改变刻板重复的动作或姿势,否则合出现明显的烦躁和不安。有的患儿会依恋某些气味物品或玩具的一部分,并从中得到满足。有报道显示,33.3%～70.0%的患儿有自伤行为,其发生与语言功能障碍、智力水平、母孕期损害、分娩不利因素、伴发癫痫有关。

3.社会交往障碍 孤独症患儿对集体游戏缺乏兴趣,缺乏与人沟通的技巧,不会恰当地运用眼对眼的注视。据研究分析,约有 57％的孤独症儿童表现有眼接触回避,他们通常不主动表达自己的情感,也对别人的情感表达反应冷漠,而且拒绝与别人的身体接触。不会张开手臂期待别人抱起,即使被强行抱起后身体也保持僵硬。对父母的离开或到来表现无所谓。

4.智力发育障碍 孤独症任何时候都是智力统一体上的一部分,而且智力是与后果明显相关的一个指标。根据 Ritvo 和 Freeman 的研究,有约 60％的孤独症患儿智商低于 50 分,还有 20％的孤独症患儿智商高于 70 分。但有的孤独症儿童往往具有某一方面的特殊才能,如音乐、绘画等。所以过去人们倾向于认为孤独症患儿的智力是正常的,甚至是超常的。Kanner 就是这一观点的典型代表。

三、诊断标准

儿童孤独症的主要诊断标准有中国精神疾病分类方案与诊断标准第 3 版修订本(CCMD3R)、美国精神障碍诊断和统计手册第 4 版、国际疾病分类第 10 版。

1.症状 我国使用的主要是 CCMD-3R,将孤独症定为广泛性发育障碍的亚型之一,并且通常起病于 3 岁以内。症状标准:

(1)人际交往存在质的损害,如:缺乏集体游戏的兴趣;缺乏与人交往的技巧,不能与同龄人建立伙伴关系;不会适当地运用眼对眼注视、面部表情、手势、姿势与人交流。

(2)言语交流存在质的损害,如:口语发育迟缓、语言理解能力明显受损,常听不懂指令;经常重复无意义的言语;有言语能力的患儿,不能主动与人交谈。

(3)兴趣狭窄和活动刻板,重复,坚持环境和生活方式不变。如兴趣局限,常专注于某种或多种模式;活动过度;拒绝改变刻板重复的动作或姿势。强迫性地固着于特殊而无用的常规或仪式性动作或活动。

有报道对 CCMD-2R 与 DSM-IV、ICD-10 的临床诊断的差异进行了比较,结果发现,CCMD-2R 与临床诊断的符合率为 90％,DSM-IV、ICD-10 分别为 97％和 96％,与临床诊断的差异均无显著性。CCMD-2R 与 DSM-IV、ICD-10 诊断符合率的一致程度不理想。

2.实验室检查 作为辅助检查手段,主要实验室检查:①脑电图(EEG)、脑部的磁共振检查及听觉测试;②脆性 X 综合征或遗传代谢异常的筛查;③可能与孤独症有关的一些相关检查如血铅、血汞的监测等。

(1)儿童孤独症 EEG 异常率为 10%～83%,EEG 表现大多为广泛性异常,表现为慢波增多,无特异性。孤独症患儿睡眠 EEG 异常率低,这在与其他涉及脑部疾病的鉴别中具有重要意义。

(2)有研究发现,孤独症患儿的认知功能出现异常,在脑诱发电位的表现是 P300 潜伏期的延长或波幅的降低;其对语音刺激不敏感,脑诱发表现为 MMN 潜伏期的延长或者波幅的降低;孤独症患儿不能忍受嘈杂的环境,在脑诱发上的表现为 P50 潜伏期的延长或波幅的降低,其对声音反应较慢或者无反应;在脑诱发电位上则表现为 ABR 潜伏期的延长或波幅的降低。

四、治疗

目前仍没有一个特殊的生物学标志被视为孤独症的原因,因此也就没有专门、有效、特异性治疗的药物。在精神心理学界,多数学者认为儿童孤独症的最终进步要靠教育和训练。临床治疗以减轻症状、改善语言功能、矫正行为、提高自理能力为治疗目的。

1.治疗原则　早发现、早治疗是基本治疗原则。

(1)治疗年龄越早,改善程度越明显。

(2)促进家庭参与,让父母也成为治疗的合作者或参与者。患儿本人、儿童保健医生、患儿父母及老师、心理医生和社会应共同参与治疗过程,形成综合治疗团队。

(3)坚持以非药物治疗为主,药物治疗为辅,两者相互促进的综合化治疗培训方案。

(4)治疗方案应个体化、结构化和系统化。根据患儿病情因人而异地进行治疗,并依据治疗反应随时调整治疗方案。

(5)治疗、训练的同时,要注意患儿的躯体健康,预防其他疾病。

(6)坚持治疗,持之以恒。

2.非药物治疗

(1)教育训练:教育训练是指社会技能训练、语言和言语的训练以及精细动作的训练。前者是指社交、与同龄伙伴交往、培养主动提问和需求的训练。语言和言语的训练是指正确的发音、语音语调的纠正、对语言的理解和模仿、准确的使用代词等训练。而精细动作的训练则指手指的灵活度和身体动作的协调性训练。

(2)行为矫正：行为矫正重点在于促进患儿的社交能力和语言发育。进行语言认知与社会交际训练，减少刻板重复动作。帮助患儿学习基本的生活技巧，有计划、有步骤地去强化、鼓励患儿矫正不良行为，对患儿的感知、口语、模仿、精细动作进行积极干预。

(3)感觉训练：孤独症患儿在感觉方面存在着感觉和调节缺陷。患儿对感觉输入无法印入大脑，表现为对周围的事情漠不关心。由于前庭和触觉缺陷，有时对事物反应过度，存在着兴奋增强和触觉防御的心态，对目标或需求不感兴趣。对上述症状采取综合性干预疗法，如训练患儿对各种感觉信息进行处理的能力，锻炼患儿运动神经系统的协调性，学习人际关系的建立，改善发育的不均衡性及发育进度和次序的异常。

3.药物治疗 孤独症的药物治疗主要是控制孤独症患儿的多动及冲动行为。目前尚未报道能治愈或改善孤独症症状的药物。

(1)作用于多巴胺系统的药物：首选药物为氟哌啶醇，对孤独症的刻板、多动、冲击和异常兴奋有抑制作用。

(2)5-羟色胺拮抗剂：这类药物有利培酮，对孤独症患儿的脾气、攻击和自伤行为有效且耐受性好。

(3)5-羟色胺再摄取抑制剂：5-羟色胺再摄取抑制剂（SSRIs），对孤独症患儿的刻板、重复、认知、情感和交际等方面有改善作用。该类药物有氟西汀、舍曲林。

(4)阿片受体拮抗剂：纳曲酮可以特异性地与各型阿片受体结合，发挥阻断作用，以改善患儿的行为和社交障碍。

4.高压氧治疗

(1)治疗机制

1)改善儿童孤独症低灌注脑血流状态：单光子发生计算机层摄影术（SPECT）和正电子发射体层摄影术（PET）临床观察证明，孤独症患儿脑内有几个低灌注区，最常见的为颞叶，这与认知、自发性刺激、行为刻板、交流障碍、感觉功能减退、社会沟通障碍和智商降低等有关。脑血流灌注低引起脑缺氧，诱发脑细胞电活动衰竭，后者缺氧加重、脑细胞离子泵功能衰竭，最终导致脑细胞死亡。电活动衰竭而离子泵功能尚存的脑细胞称之为"惰性细胞"，这些细胞有生命但没有功能。SPECT已经证实这些细胞存在于缺血区域的周围，组成"缺血性半影区"。HBO提高体内氧含量，纠正低灌注性疾病造成的脑缺氧，可改善、挽救这些"惰性细胞"。

HBO虽可引起脑血管收缩，脑血流量减少，但血液中氧含量显著增加、氧弥散半径明显扩大,脑内氧含量的增加远超过因血流量减少引起的氧含量降低。即使病程超过3年,HBO治疗也可明显改善这些"缺血性半影区"的氧供,改善患者的临床症状和预后。有研究报道,常规HBO可以明显改善孤独症患儿的异常行为。多个SPECT临床观察研究也显示,HBO明显改善脑血流低灌注综合征(脑瘫、脑卒中和新生儿缺血缺氧性脑病等)临床症状。

2)改善儿童孤独的神经炎性反应:近来研究认为,儿童孤独症以神经炎症反应为主要特征,并不局限于大脑。主要表现为小神经胶质和星形细胞活性增加、炎症细胞因子增加等活动性神经炎症反应;脑脊液呈明显的炎症征象;循环血清中出现髓磷脂碱性蛋白抗体等自身抗体;血清内麸蛋白、酪蛋白抗体显著增高、促炎细胞因子显著增加,CD_4^+和CD_8^+比例失调等。一些孤独症患儿也出现类似于自身免疫性疾病的损害,如胃黏膜炎症、小肠—结肠—回肠淋巴结样增生,促炎细胞因子、淋巴细胞密度增加,上皮IgG成分出现等。

HBO具有等同于20mg/kg体重双氯灭痛的抗炎作用,可减轻鼠类进展性关节炎症状,消退腹腔内注射胎尿引起的腹膜炎症反应;提高已感染疱疹病毒鼠的生存率,蛋白尿、抗dsDNA抗体滴度和免疫复合物含量降低。HBO明显改善动物结肠炎组织病理学改变。30次0.2MPa的HBO治疗可缓解常规治疗无效的溃疡型结肠炎症状。孤独症患儿胃肠道黏膜炎症发生率很高。虽然未做临床对照研究,但临床观察发现,多数孤独症患儿经HBO治疗后,其不良饮食习惯、食欲不振和腹泻可得以纠正,这可能与HBO治疗对胃肠道神经炎症作用有关。

3)改善儿童孤独的氧化应激:一氧化氮(NO)是活性自由基,超过一定浓度即对大脑有损伤作用。最新的研究证据显示,孤独症患儿氧化应激反应增强,红细胞内NO增加。James研究报道,46%孤独症患儿血清总谷胱甘肽低,患儿氧化型谷胱甘肽高于对照组,72%有典型神经症状。推测这些孤独症患儿抗氧化能力降低,表现为血清中抗氧化酶、抗氧化物质、谷胱甘肽水平较低,氧化前体增加。已发现,抗氧化剂治疗可以提高孤独症患儿血清中还原型谷胱甘肽水平,改善其症状。

研究显示,HBO可降低氧化应激,这可能与HBO治疗剂量(压力、吸入氧浓度、治疗疗程)有关。抗氧复合制剂与HBO联合应用可能有助于减轻孤独症儿童的氧化应激和改善症状。

4)对造血干细胞的快速动员作用:0.2MPa吸100%氧气2h的HBO治疗,有动员人类骨髓干细胞的作用。鼠动物模型试验结果显示,HBO治疗后循环血液中造血干细胞因子增加50%,代表干细胞抗原-1的循环细胞和CD34+细胞增加了3~4倍,集落形成细胞增加了2倍。最新的研究提示,即使病程较长的大脑疾病可能有一部分病变脑细胞得以逆转。近来,已成功从成人脑中分离出干细胞,说明某些脑细胞是可以再生长的。成熟脑干细胞引起脑修复,取决于完整的血管供应和足够的氧,而 HBO 治疗能够提供上述造血干细胞动员和脑修复的两个先决条件。

5)增加肝、肾的血流和血氧,增强肝脏代谢能力和肾脏排毒能力。HBO 治疗能为肝脏提供充足的血供和氧供,增强了肝脏细胞的解毒能力,这可能是 HBO 保护肝细胞免遭多种毒物损害及治疗多种毒物中毒的机制。尽管 HBO 有收缩肾血管的作用,但肾静脉氧分压却增高,肾小球滤过率增加,肾利尿增加近 3 倍,钠、氯、镁、肌酐等排出均增加,同样有利于体内其他毒物的排出。由此推测,HBO 治疗有利于孤独症患儿体内重金属的排出。

6)影响免疫功能:HBO 具有抑制体液免疫、细胞免疫的作用。个别国家已将 HBO 治疗用于抑制器官移植排斥反应,治疗与免疫有关的疾病,如支气管哮喘、重症肌无力及多发性硬化症等。孤独症患儿时有支气管哮喘发作,而 HBO 治疗可以预防支气管哮喘发作。

(2)治疗方案

1)治疗剂量:HBO 治疗中的剂量学问题及其复杂性直接关系到临床疗效,涉及治疗压力、单次治疗时间、治疗频率、剂量累积以及不同病种、不同个体、不同生理周期之间的差异。

2)治疗压力:不同压力 HBO 对活性氧、抗氧化物的影响不同,HBO 治疗儿童孤独症的压力目前主要采用 0.13MPa、0.15MPa、0.20MPa、0.25MPa 和 0.30MPa。从氧化应激和 SOD 生成的观点,略小于 0.25MPa 的压力可能较为理想。但这仅是 HBO 治疗剂量中的一个变量,它忽略了吸入氧的浓度/氧气分压这个关键的变量,以及每次治疗时间、治疗总次数等多个变量。根据 HBO 治疗机制,体内氧含量的变化与环境压力和吸入氧浓度有明显关系,故应以舱内氧分压(作为 HBO 治疗的有效治疗剂量)为依据,每次治疗时程和每阶段治疗次数应以不引起体内氧化过激为限。有些学者推荐:根据孤独症患儿年龄,单人纯氧舱内氧分压在 0.13～0.18MPa 之间,每次治疗时程不应超过 1h;多人空气加压舱采用面罩或头盔间断吸氧,舱内治疗压力为 0.18～0.20MPa,吸氧 25～30min,分 2 次,中间休息 5min。

3)治疗总次数:要达到临床症状完全改善,HBO 治疗总次数目前尚不明确。HBO 和 SPECT 联合应用的临床观察认为,要使伴有慢性神经损伤(脑瘫、卒中、脑外伤)的脑血氧和代谢明显增加,HBO 的治疗次数至少为 70 次。值得注意的是,脑血氧改善率在后 35 次更明显。患者年龄越大,需要 HBO 治疗的次数越多。分阶段 HBO 治疗,每阶段根据患儿年龄大小,10~20 次为 1 个阶段,2 个阶段间休息 2~3 周。

(3)HBO 治疗儿童孤独症的疗效与时机:根据一些 HBO 治疗的临床报道,年龄小的孤独症患儿的临床改善率较年龄大者快。因此,孤独症患儿越早治疗,疗效越好,一经诊断即进行 HBO 治疗,结合语言和行为训练会有较好的疗效。

(4)HBO 治疗与语言和行为训练间的关系:HBO 可改善孤独症患儿大脑中枢的供氧状况,改善和增强神经反射对外界各种刺激的反应能力;语言和行为训练是对神经反射弧的外周感受器的刺激,完成由周围感受器向中枢的反馈。两者结合可提高孤独症的临床疗效。

(5)HBO 治疗儿童孤独症的安全性:HBO 最常见的副作用是中耳气压伤、氧中毒(氧惊厥)、肺气压伤。HBO 治疗前应用呋麻液滴鼻、教会患儿/陪护恰当的咽鼓管通气方法、控制加压速度,可防止或减少气压伤的发生。在中国多数 HBO 治疗中心,中耳气压伤的发生率几乎为零。氧中毒、肺气压伤也可以预防和避免。只要按照 HBO 操作规程操作,HBO 用于孤独症患儿是安全的。

5.其他疗法　国外有报道应用饮食疗法或大量服用维生素以及排除体内毒素,如重金属(汞、铅等)治疗儿童孤独症;近来有研究者应用中医中药治疗(按摩、针灸)、音乐疗法、艺术疗法等治疗孤独症患儿,并取得一定疗效。

第九章　高压氧在五官科中的应用

第一节　视网膜动脉阻塞

视网膜动脉阻塞中最常见的为视网膜中央动脉阻塞（CRAO）和视网膜分支动脉阻塞（BRAO）。视网膜中央动脉阻塞或视网膜分支动脉阻塞预后不良，及时的高压氧治疗加血管扩张药可能会产生重新复明的希望。

一、病因

视网膜中央动脉阻塞常为筛板水平的粥样硬化栓塞所致，中央动脉内有粥样硬化斑下出血、血栓形成、痉挛和夹层动脉瘤。系统病因有凝血障碍、感染、口服避孕药等。

视网膜分支动脉阻塞的主要原因是血栓形成或栓塞。栓子的种类有胆固醇栓子、钙化栓子、脂肪栓子、菌栓、空气栓子等。

二、临床表现

1.分类与临床检查特点（表9-1）

表 9-1　视网膜动脉阻塞的分类与临床检查特点

分类		视力检查	眼部与视野检查	眼底检查
视网膜中央动脉	完全阻塞	视力即刻或于几分钟内完全消失。为无痛性失明。部分患者有一过性黑蒙	瞳孔直接对光反射消失，间接光反射存在	视网膜：混浊、水肿（以后极部明显），偶有出血，血管变细，黄斑中心凹呈樱桃红斑

分类	视力检查	眼部与视野检查	眼底检查
不完全阻塞	下降不严重	瞳孔直接对光反射存在	眼底改变较轻
视网膜分支动脉阻塞	有不同程度的下降	视野某一区域有阴影或弓形暗点	受累区呈灰白色、水肿、混浊,阻塞点多在血管大的分叉处

2.眼底荧光血管造影(FFA)检查　可以明确阻塞部位、程度。

三、治疗

1.常规治疗　视网膜完全缺血 90 分钟后可出现不可逆性损害。对发病时间较短者应按急症处理,发病 48 小时内处理最好,否则效果不佳。

(1)降低眼压:压迫眼球,前房穿刺,口服乙酰唑胺。

(2)吸氧:吸入 95％氧及 5％二氧化碳混合气体,每小时吸氧 10 分钟。

(3)血管扩张剂:急症时应立即吸入亚硝酸异戊酯或舌下含服硝酸甘油片。

(4)其他:应用纤溶制剂、血小板抑制剂以及活血化瘀中药等。

2.高压氧治疗原理

(1)纠正视网膜缺氧:

①视网膜动脉不完全阻塞时,高压氧治疗可以增加视网膜动脉中的血氧分压;②脉络膜血管内血液的氧分压增高,氧的弥散距离增加,可达视网膜内层;③房水和玻璃体中的氧分压增高,可供应内层视网膜。

(2)改善红细胞弹性,减少血小板聚集,减少血液黏滞度,改善微循环。

(3)缩小栓子(如空气栓子),解除栓塞。

四、治疗方法

1.治疗压力　2～2.5ATA,吸氧 80 分钟,中间吸空气 5 分钟。每日治疗两次。

2.疗程　视具体病情而定,10 天为一疗程,最少 1～2 个疗程。

3.注意事项　高压氧有收缩血管的作用,进舱治疗前半小时用血管扩张剂。

第二节　视网膜静脉周围炎

视网膜静脉周围炎,又称青年复发性视网膜和玻璃体出血,或依耳司(Eales)病。好发于青年男性,常为双眼患病,且有复发趋势。

一、临床表现

本病临床表现主要为视力障碍。早期可有轻度视力减退,或有类似飞蚊幻视症状,而后视力大减,在短期内可降至只能辨认手指数、手动,甚至只有光感。

眼底镜所见:严重者玻璃体有大量出血,只见黑色或轻度红色反射,不能窥视眼底。当玻璃体出血吸收,能看清眼底时,才发现本病的主要改变:①玻璃体遗留不规则条状、块状或尘状混浊。②视网膜血管改变,特别是眼底周边部的小静脉呈不同程度扩张、充血、管径不规则和纤曲。在病变小静脉附近,有数目不定和大小不等的火焰状或不规则形出血斑,并有白色渗出物。在出血和渗出区域,视网膜由于水肿显得模糊。③视网膜出血。④视网膜渗出。

二、发病机制

一般认为本病由结核引起视网膜局部变态反应所致。此外,对于建立在病灶感染基础上的一般非特异性过敏性反应,也应加以考虑。

三、高压氧治疗视网膜静脉周围炎的机制

1.迅速提高血液氧分压,使视网膜氧含量增加,阻断缺氧细胞的无氧酵解,有利于受损的视网膜静脉修复,预防静脉管壁透明性变及内皮增生,改善微循环障碍。

2.HBO可引起红细胞类脂质过氧化作用,使红细胞脆性增加,促进血栓软化和血凝块溶解。同时HBO使吞噬细胞功能增强,促使纤维溶解酶活力增加,加快血凝块及渗出物吸收,进一步促进栓子缩小或消失,使阻塞的血管再通。

3.HBO可使视网膜血管明显收缩,有效地阻止血管通透性增高,减轻渗出、水肿及出血。

4.HBO抑制血管增殖因子,减少新生血管生长,从而防止因新生血管生长而并发玻璃体出血。

5.有人曾做理论上的估计:如果本病是一种变态反应性疾病,那么HBO抑制机体免疫反应,对本病可起到病因治疗作用。当然有待实践的证实。

四、高压氧治疗实施

一般采用2.0～2.5ATA氧压治疗,每次60～80min,中间间隔10min空气。单人舱连续吸氧60min。每日1次。10次为1疗程,一般治疗2～3疗程。

五、注意事项

1.早诊断,早治疗,可以缩短病程,减少复发。

2.眼底有明显水肿、渗出时,慎用或不用血管扩张剂。应用抗凝剂治疗也需慎重。

3.本病特点是慢性和复发性,因此HBO治疗疗程要充分,需反复治疗。

第三节　突发性耳聋

突发性耳聋又称突聋,是指在瞬间或几天内不明原因的突发听力下降的感音神经性耳聋。高压氧治疗对突聋有显著的治疗效果,目前已将高压氧列为重要的常规治疗之一。其疗效与治疗时机密切相关,经观察提示突发性耳聋治疗越早效果越好。

一、病因与病机

与发病有关的因素很多,但其确切的病因尚未清楚。目前多数学者认为,主要与病毒性迷路炎和内耳循环障碍有关;其共同的病理学基础为螺旋器缺氧性损害。

1.血管病变　血管栓塞性疾病、高血压、低血压、心律失常及血液学改变等,如高脂血症、糖尿病、动脉硬化等代谢紊乱所致血管栓塞性疾病;外伤后脂肪栓塞,心房纤颤的微细血块脱落;减压病、空气栓塞;产后及大手术后早期因血小板增多及血液黏度增高导致内耳血栓形成,均可引起内耳血液循环障碍,出现缺血、缺氧、代谢紊乱,发生水肿、变性,终致内耳末梢感受器损伤。有人观察到部分突发性耳聋患者伴有眼底视网膜血管痉挛和球结膜血管内"淤塞",从而推测内耳血管系统会有类似改变。临床上用扩血管药及抗凝剂有效提示血管因素的存在。

2.病毒感染　通过临床观察、病毒血清和病毒分离证实,本病与流感、腮腺炎、带状疱疹、麻疹、风疹、腺病毒Ⅲ及传染性单核细胞增多症等病毒感染有关。患者感染以上病毒后可无全身症状,只表现出突发性耳聋。其机制可能是通过内耳毛细血管网以下三种方式影响内耳血液循环。

(1)病毒感染可促使红细胞凝聚。

(2)病毒感染可致血管内膜发生水肿或形成细小血栓。

(3)病毒感染后发生变态反应。

3.神经-体液因素　精神紧张、情绪激动、气温改变、过度疲劳、内分泌失调等均可引起神经功能紊乱,导致内耳微血管收缩,以致发生内耳微循环障碍,缺血缺氧、代谢障碍,损害听觉器官而致听力突然下降。

4.中毒　如一氧化碳等有害气体中毒、奎宁中毒等,主要病理改变为中枢神经缺氧性改变及继发性神经脱髓鞘病变,引起内耳末梢感受器功能失常。

5.圆窗膜破裂　可由外伤、屏气用力过大、中耳鼓室调压时压力改变过猛或耳部手术引起,圆窗膜破裂可导致内、外淋巴压力改变,影响内耳功能。

6.内耳缺氧　内耳器官容易发生缺氧性损害。①脑组织耗氧量大高出肌肉组织 20 倍,耳螺旋器细胞中蛋白质和核糖核酸的合成作用较血管纹等部位高出几倍,耗氧量更大,超过大脑皮层和视网膜,因此毛细胞对缺氧更敏感。②内耳结构,供应内耳组织的血管均为终末血管,无侧支循环,而由毛细血管纹到毛细胞的距离较远,尤其在耳蜗基底部更远。氧从毛细血管纹扩散到毛细胞处的速度很慢,故毛细胞易发生缺血、缺氧性损害。③不同病因均可引起迷路、螺旋器处血管痉挛、组织细胞水肿,血管痉挛时发生局部缺血,组织水肿时氧不能弥散到细胞内。

二、临床表现

1.听力下降多无明确的诱因,少数发生于感冒、过劳及情绪激动之后。起病急骤,可发生于一瞬间,最多不超过 48 小时。

2.单侧耳居多。中年发病略高。女性多于男性。多伴有低音频耳鸣,部分患者有复听、耳内阻塞及胀满感,半数有眩晕。

3.外耳道、鼓膜、咽鼓管无明显异常发现。音叉及听力计检查属感音性改变。

听力曲线有上坡型、下坡型、平坦型。一般认为上坡型反映耳蜗内改变,下坡型为近蜗底病变。前庭功能检查,部分患者前庭反应减退或消失。脑干听觉诱发电位检查有较高价值。有人观察到异常率达 85.7%,其中 95.5% 为耳蜗性病变,4.5%为中枢性损害。部分病例可见血沉增快、血清 β 球蛋白及 IgA 增加。

三、治疗

1.常规治疗

(1)扩张血管:如氟桂利嗪、硝苯地平、尼莫地平等钙通道阻滞剂,地巴唑、烟酸片等口服;盐酸普鲁卡因、丹参、盐酸山莨菪碱、5%碳酸氢钠、右旋糖酐-40、藻酸双脂钠(PSS)等静脉滴注;丹参和 PSS 可口服或静脉注射。

(2)抗凝:常用抗凝剂为肝素。近年多用蝮蛇抗栓酶及东菱克栓酶。

(3)激素:可用泼尼松、泼尼松龙、地塞米松等。

(4)代谢赋活剂:可应用 ATP、辅酶 A、辅酶 Q10、维生素 B 族、胞磷胆碱等。此外可用镁制剂、吡拉西坦、吡硫醇、阿米三嗪、脑蛋白水解物(脑活素)、尼麦角林等。

(5)自主神经阻滞法:可行星状神经节阻断及鼻堤封闭疗法。

(6)理疗:超短波、激光及放射性核素穴位注射。

(7)中医:口服葛根片、刺五加片、耳聋左慈丸等;耳针、头皮针、电针及小剂量穴位注射等。

(8)常压吸氧:有报道用鼻导管持续常压下吸氧,确保 6～8L/min 的流量,内耳淋巴氧含量提高 4 倍。因此在缺乏高压氧时可采用。

2.高压氧治疗　各种原因引起的突发性耳聋均适应于高压氧治疗,一般早期开始治疗效果较好,最好是发病后 24～48 小时即开始高压氧治疗。有人认为 7 天后开始治疗者,无论常规治疗或高压氧治疗效果均较差。但也有人认为病程超过 2 周,甚至于超过 3 个月的突发性耳聋仍应试行高压氧治疗,不要轻易放弃治疗机会。

(1)治疗原理:高压氧可增加内耳组织中氧张力;突发性耳聋较为明确的病理学改变是内耳缺氧性损害,高压氧可以切断内耳缺氧损害的恶性循环。高压氧与常压氧不同的是,血浆中物理溶解氧较高和氧的弥散半径较大。当组织水肿时常压氧达不到组织内,高压氧的弥散半径大则可穿入到因血管痉挛红细胞不能进入的组织内,高压氧下由于血浆物理溶解氧较高,则仍能维持少血组织和无血细胞的内淋巴液的氧供,恢复有氧代谢,产生治疗作用。

(2)治疗方法:采用压力 2～2.5ATA,每次吸氧 60～90 分钟,每日治疗 1～2 次,10 天 1 疗程,总计 3～4 个疗程,一般治疗 1 周左右出现听力改善,耳鸣、耳闭塞感及眩晕症状好转,治疗 20～30 天听力改善达到高峰。有人对高压氧治疗后 6～12 个月的 150 例患者进行随访,发现治疗 40 次组疗效较治疗 20 次组高出 1 倍。因此对某些难治患者适当增加治疗次数,可能有助提高和稳定远期疗效。

(3)注意事项:高压氧治疗突发性耳聋宜采用综合治疗。综合治疗比单纯的高压氧治疗或单独的药物治疗效果好。内耳血管较细,高压氧对血管有一定的收缩作用。所以在进行高压氧治疗时应同时应用扩血管药,另外可同时应用激素、B 族维生素,星状神经节封闭。

第四节　梅尼埃病

梅尼埃病为内耳膜迷路积水所致的以反复发作性眩晕、波动性耳聋和耳鸣、耳内胀满感为主要症状的疾病。因 Meniere 于 1861 年首次报告而得名。有报道采用高压氧治疗梅尼埃病取得良好效果,并指出在急性发作期和缓解期均可进行。

一、病因

1.内耳血液循环障碍　自主神经系统紊乱可引起内耳血管痉挛,造成血管纹血流量下降,内淋巴液分泌减少,中间代谢产物聚集,蜗管内渗透压增高,外淋巴间隙与血管内的液体向内淋巴渗透,进而形成积液。

2.先天发育异常　先天性解剖异常,如耳发育不良、乙状窦前移、耳蜗导水管闭塞、内淋巴导管狭小或闭塞、内淋巴囊发育不良或缺如、椭圆囊瓣或膜迷路中任一通道狭窄或闭锁等,均可发生此症。

3.内分泌紊乱和代谢异常　脑垂体和肾上腺分泌失调引起的综合征。醇及类脂质代谢紊乱,血浆渗透压增高,电解质及蛋白质成分发生改变,血及淋巴液内钾含量失调,血液黏度增加,高血脂及低纤维蛋白等,均可诱发本症。此外,肾上腺皮层功能和甲状腺功能减退也可引起自主神经系统功能紊乱,由此引起内耳血液循环障碍,可产生迷路积水。

4.脑外伤　外伤性颞骨骨折、内耳出血等,造成耳蜗导管或前庭导管堵塞,内淋巴循环障碍,产生积水。

5.内耳免疫反应　有人提出本病与血管神经性水肿、Ⅰ型变态反应有关,以食物性过敏原如小麦、牛肉、牛奶、鸡蛋等多见,而吸入性过敏原如花粉、灰尘等则较少。本病内耳局部有抗体产生,自身抗原可能是内耳膜组织血管、耳内基质结构、内淋巴囊和内耳无血管区的Ⅱ型胶原。

6.其他　慢性扁桃体炎、鼻窦炎、阑尾炎及胆囊炎等病灶的细菌毒素和病毒感染或梅毒等,均有可能通过中毒、损伤和免疫反应等导致管壁通透性增加,引起迷路积水。

二、临床表现

1.眩晕　特点如下:

(1)多呈突发性旋转性眩晕。患者感到自身或周围物体沿一定的方向与平面旋转或左右摇晃,上下升降、漂浮,同时伴有恶心、呕吐、面色苍白、出冷汗、血压下降甚或腹痛等反射性自主神经症状。眩晕程度多较剧烈,但个体差别很大,每次发作亦不尽相同,但伴发的自主神经反射症状的程度总是相似。

(2)在睁眼与转头时加剧,闭目静卧时减轻。

(3)神志清醒,突然摔倒者少见。

(4)持续时间短暂,数十分钟或数小时后自然缓解,症状消失,转入间歇期。间歇期的长短因人而异,由数日到数年不等。

(5)常反复发作,复发次数越多,持续时间越长,间歇期越短。

2.耳鸣

(1)多数在眩晕发作之前已有耳鸣,起初为持续性低调吹风声或流水声,久之转为高调鸣声或汽笛声。

(2)眩晕发作前耳鸣多突然加剧,久病者可知其为眩晕发作的预兆。间歇期耳鸣程度自然减轻,但不能完全消失,因此患者多烦扰不安。

3.耳聋

(1)早期不自觉耳聋,多次眩晕发作后始感明显。一般为单侧,偶为双侧性。

(2)耳聋程度在眩晕发作时加重,间歇期好转,呈波动性。听力损害极度严重时可无波动。听力损害随发作次数增加而加重。

(3)患者在倾听高频强声时常感到刺耳难忍。有时健耳和患耳将同一纯音听成音调与音色截然不同的两个声音,临床称此为复听。

(4)头脑胀满感:眩晕发作期间患者多有患侧头部或耳内胀满感,沉重、压迫感,有时感觉耳周围灼热或钝痛。

三、治疗

1.常规治疗

(1)保守治疗:保守治疗主要包括调节自主神经功能,改善内耳微循环,解除迷路积水。

1)镇静:地西泮 2.5～5mg 或盐酸异丙嗪 25mg,每日 3 次,口服。茶苯海明 50mg,每日 3 次,内服,对耳源性眩晕及运动病有效。甲氧氯普胺 10～30mg/d 与镇静剂合用,可缓解发作期的恶心、呕吐。

2)扩张血管:常用的有盐酸妥拉唑啉 25～50mg 或血管舒缓素 10u,每日 3 次,口服;或每日两次,肌内注射。地巴唑 30mg,每日 3 次,内服。地芬尼多 25～50mg,每日 3 次,内服。桂利嗪 25mg,每日 3 次,内服。低分子右旋糖酐 500ml 静脉滴注,能降低血液黏稠度,解除红细胞血管内聚集,降低外周微循环的阻力。

3)利尿脱水:氯噻酮 50mg,每日两次,内服。70%二硝酸异山梨醇溶液 30ml,每日 3 次,内服;1 周后改为 20ml,两周后减到 15ml,连服数日后停用。依他尼酸、呋塞米等因有耳毒性不宜应用。

(2)手术治疗:凡眩晕发作频繁、剧烈,保守治疗无效,耳鸣和听力丧失严重者,可考虑手术治疗。可行内淋巴引流术、迷路破坏术、各种进路的前庭神经部分或完全切除术等。

2.高压氧治疗

(1)治疗原理:

1)血液内所携的高分压氧气可以通过内耳的血管纹和毛细血管弥散到达内耳的各组织和内、外淋巴内,使毛细血管内皮细胞、螺旋器、椭圆囊、半规管内毛细胞、支柱细胞等缺氧状态迅速得到改善,恢复有氧代谢,减轻无氧酵解,使内耳各种细胞能量产生增加,中间代谢产物减少,从而:①改善内耳毛细血管的通透性,减少内淋巴生成;②无氧酵解的中间代谢产物减少,使内耳的内环境稳定,酸中毒减轻;③内淋巴代谢中间产物减少,渗透压降低,阻止了血液和组织液水分进入内淋巴,减少内淋巴产生,改善膜迷路积水。

2)抑制抗体的产生,减轻变态反应,减少组胺、5-羟色胺产生,减轻毛细血管的渗出,减少内淋巴产生。

3)降低颅内压力,减轻对内淋巴囊的压迫,内淋巴囊压力降低,增加内淋巴的吸收。

4)增加吞噬细胞对堵塞内淋巴管的血细胞、坏死组织和代谢产物的吞噬,对内淋巴通道产生疏通作用。

5)调节自主神经功能,缓解内耳血管痉挛,改善内耳供血。

6)椎-基底动脉供血增加,增加迷路动脉(内听动脉)的供血。

7)加速破裂的前庭膜、球囊、椭圆囊、螺旋器、囊斑和壶腹嵴的修复。

(2)治疗方法和注意事项:

1)争取急性发作期进行治疗,可以较快地使发作缓解。

2)治疗压力取 2~2.3ATA,每次吸氧 80 分钟。10 次为一疗程,一般不少于两个疗程。

3)应同时进行药物治疗,如扩张血管,控制变态反应,纠正酸碱失衡,镇静等治疗。要重视扩张血管药物和抗氧化剂的使用。

4)注意防止中耳气压伤的发生,尤应注意加压过程中应做调压动作,以防中耳气压伤。

第五节　牙周炎

牙周炎是侵犯牙龈和牙周支持组织的慢性炎症性破坏性疾病,其主要特征为牙周袋形成和袋壁的炎症,牙槽骨吸收和牙齿逐渐松动,它是导致成年人牙齿丧失的主要原因。牙周炎的慢性期或急性发作期均可用 HBO 治疗。牙周炎急性发作期应用 HBO 治疗,一般经 1~5 次治疗即可止痛、止血、消肿,使溢脓和口臭减轻,经 1~2 个疗程治疗炎症可得到控制,牙龈黏膜色泽、形态、质地恢复正常,牙周袋变浅,牙活动减轻。在牙周急性炎症控制后,及时清除牙石、菌斑,对牙周袋及活动牙齿进行手术处置,修整牙齿不良修复物,调整咬合,对周身病进行治疗,再进行 HBO 治疗,可望达到治愈的目的。

一、临床表现

年龄越大,患病率越高,病情也越重。该病病史较长,可长达 10 多年或数十年,进展缓慢。病牙周围有菌斑滞留因素,菌斑、牙石量与牙周组织破坏程度一致。牙龈充血、肿胀,探诊易出血,刷牙或咬硬物时易出血,出血可自动停止,无自发出血。有牙周袋形成,可有溢脓。附着丧失,这是早期牙周炎与牙龈炎的主要鉴别点。牙槽骨吸收,包括水平吸收或垂直吸收。牙齿移位及松动,咀嚼无力。口臭及口腔异味感。重度牙周炎可伴有逆行性牙髓炎。

二、病因

1.局部因素

(1)细菌及牙石:龈上及龈下的菌斑及牙石是造成慢性牙周炎的主要局部因素。龈下菌斑中的致病菌为革兰阴性厌氧菌,在深牙周袋中可占 70％～90％,其中最主要的是牙龈卟啉菌、核梭杆菌、中间普氏菌、产黑色素类杆菌以及螺旋体等。

(2)食物嵌塞:牙缝隙内存留的食物可压迫和刺激牙龈和牙周膜,并可作为细菌的培养基,加速细菌的繁殖。

(3)不正确使用与维护:如创伤性咬合、牙齿的废用、不正确的修补牙齿、不正确刷牙、吸烟,尤其咀嚼槟榔等对局部的刺激、压迫而造成损伤。

2.全身因素

(1)免疫力与内分泌功能:免疫力下降与内分泌失调,均可降低或改变牙周组织对菌斑中致病因子的抵抗力,如糖尿病、妊娠,长期服用避孕药、免疫抑制剂等。

(2)体质:消耗性疾病,如结核、慢性肾炎也可引起牙周组织发生严重退行性变。

三、常规治疗

1.口腔卫生指导,教会患者控制菌斑的方法。

2.龈上洁治,龈下刮治(根面平整),以彻底清除龈上、龈下牙石,并为新附着创造条件。

3.炎症控制后行咬合调整,特别是对 X 线片显示牙周膜增宽及牙槽骨角形缺损者。

4.药物辅助治疗:①局部使用复方碘液可达到消炎、收敛作用;②牙周袋内置入缓释剂或被生物降解的材料为载体药物,如甲硝唑、米诺环素、氯己定、氟化亚锡等。

5.经以上基础治疗后,仍有较深的牙周袋或根面牙石不易清除者,则行牙周手术。

6.固定松牙及修复缺失牙,针对松牙可暂时性固定和永久性固定。

7.重症者加服抗菌药,如甲硝唑、替硝唑、盐酸米诺环素等。

8.治疗全身性疾病,如控制糖尿病、甲状腺功能低下或亢进,增加营养及补充各种维生素等。

四、高压氧治疗牙周炎的机制

1.HBO 可直接经牙龈黏膜向牙周组织内弥散,产生消炎、消肿作用,促进局部有氧代谢,改善局部功能,促进局部组织修复。

2.抑制厌氧菌生长:厌氧菌体内缺乏细胞色素氧化酶及过氧化酶,在 HBO 环境中不能进行能量代谢,细菌体内一些酶的硫基被氧化而失活,从而起到抑菌作用。HBO 还可以抑制某些需氧菌生长。

3.增强吞噬细胞的吞噬能力及杀菌能力:增强吞噬细胞清除坏死组织、细胞残骸的能力。

4.增强抗生素的抑菌、杀菌能力。

5.促进病灶区域胶原纤维、结缔组织增生,加速毛细血管再生,促进牙龈、牙周膜、牙槽骨的修复。HBO 治疗后可见到牙周袋变浅,牙齿松动减轻,口臭消失。如能彻底清除牙结石、菌斑,手术或药物消除牙周袋,固定松动的牙齿,然后再行HBO 治疗,可以加速牙周袋消失,加速牙周膜和牙槽骨修复,可治愈牙周病。

五、高压氧治疗实施

牙周炎急性发作期应及时进行 HBO 治疗。治疗压力通常为 2.0～2.5ATA。每次吸氧 40min,共为 2 次,中间休息 5min(吸空气),每日 2 次。7d 为一疗程,连续治疗 2～3 个疗程。

六、注意事项

1.急性期应配合应用广谱抗生素和局部治疗。

2.急性炎症控制后应进行清除牙结石、菌斑,同时应用药物或手术治疗牙周袋,固定松动牙齿,然后再定期进行 HBO 治疗。

3.治疗全身性疾病,补充营养及各种维生素。

4.由于本病属慢性进行性疾病,应定期行 HBO 治疗,如 2～3 个月进行 1～2

个疗程。

5.注意口腔卫生。

第六节　复发性口疮

【临床表现】

目前分为轻型、重型溃疡和疱疹样溃疡。

1.轻型口疮　好发于角化较差区域,先有局部小红点或丘疹状,持续 1～3 天后形成小溃疡,溃疡数目每次 1～5 个,边缘光整,基底不硬,中心凹陷,周围有红晕。一般持续 7～14 天,不治而愈,愈合后不留瘢痕。

2.重型口疮　又称腺周口疮或复发坏死性黏膜腺周围炎。好发于口腔的后部,颊、咽旁、硬腭或软腭交界处。一般为单发,直径 10～30mm。深及黏膜下层或肌层,周围红肿,边缘隆起,基底偏硬,溃疡持续时间长,可达 3～6 个月,愈合后留有瘢痕或有组织缺损。

3.疱疹样口疮　溃疡小,直径仅 1～2mm,数目多,有数十个或更多,散在分布于黏膜的任何部位,以舌腹、口底多见。

【治疗】

1.局部治疗

(1)消炎药:药膜:氯己定药膜等贴于患处。中药散剂:锡类散、冰硼散、养阴生肌散等,撒于溃疡面上,每日数次。0.02％～0.2％氯己定液:每次含漱 1～2 分钟,一日多次。

(2)止痛:用 0.5％～1％的达克罗宁、普鲁卡因或地卡因液局部涂擦。

(3)腐蚀剂:三氯醋酸、硝酸银、氯化锌等烧灼溃疡表面。

(4)溶菌酶:20mg 含服,每日 3～5 次。

(5)物理疗法:口内紫外线灯、激光等照射。

(6)皮质激素局部封闭:用 2.5％醋酸泼尼松龙混悬液 0.5～1.0ml,加入普鲁卡因 0.5～1.0ml,以浸润方式注射于溃疡下方。主要用于重型口疮。

2.全身治疗

(1)肾上腺皮质激素:泼尼松:有抗炎、抗过敏作用,每次 5～15mg,每日 4 次。地塞米松:0.75～1.5mg 口服,每日 2～4 次。

(2)免疫增强剂:转移因子(TF):大腿内侧皮下注射,每次 1 支,每周 1～2 次。胸腺素:肌注,每次 1～10mg,每日或隔日一次。胎盘脂多糖:肌注或皮下注射,每次 0.5～1.0mg,每日 1 次,20 天为 1 疗程。

(3)免疫抑制剂:应首选皮质激素,在疗效不理想者可考虑合用小剂量环磷酰胺或硫唑嘌呤、昆明山海棠等。

3.高压氧治疗

(1)治疗原理:高压氧可调节免疫、抑制细菌,产生消炎、消肿作用;高压氧可促进有氧代谢,促进局部组织修复。

(2)治疗方法:常规高压氧治疗压力:2～2.3ATA,吸氧 40×2 分钟,中间吸空气 5 分钟,每天 1～2 次,7 天休 1 天为 1 疗程,连续 2～3 疗程。

(3)注意事项:尽早治疗,足够剂量,同时并用维生素 E、维生素 B_1、维生素 C。

第七节　单纯性疱疹

【临床表现】

1.见于 2～6 岁儿童。成人亦可发生。经 4～7 天潜伏期(发热、乏力、咽痛)和 1～2 天的前驱期(黏膜充血水肿)后,口腔黏膜出现成簇小水疱。疱壁透明菲薄,易破,形成溃疡面和继发感染的糜烂面。约 10 天自愈。唇及口周皮肤亦可罹患。

2.复发性单纯疱疹:有发热、感冒、疲劳、创伤、局部机械刺激等诱因。常在原发部位复发,成簇小疱,多发于唇及口唇周围皮肤。愈合后无瘢痕,但可有色素沉着。

【治疗】

1.全身治疗

(1)聚肌胞:每日 2mg(成人)肌注。

(2)阿昔洛韦(无环鸟苷):200mg 口服,每日 4 次,共 5 天。

(3)利巴韦林(病毒唑):200mg 口服,每日 3 次或每日 10～15mg/kg 体重,分 2 次肌注。5～7 天为一疗程。不良反应有头痛、腹痛、贫血、白细胞降低和肝功能异常。孕妇及肝病者忌用。

(4)支持疗法:保持电解质平衡,补充维生素 C、维生素 B,补充营养。发热者用退热剂,继发感染者应用抗生素。

2.局部治疗

(1)5%碘苷的二甲亚砜液或 5%阿昔洛韦(无环鸟苷)软膏局部涂布,每日 4～6 次。有渗出结痂者用生理盐水或 0.01%硫酸锌液湿敷。

(2)禁用肾上腺皮质类固醇(局部或全身)。

3.中药治疗　疏风清热,凉血解毒,泻火通腑,银翘散或桑菊饮加减。

4.高压氧治疗

(1)治疗原理:高压氧可调节免疫、抑制细菌,产生消炎、消肿作用;高压氧可促进有氧代谢,促进局部组织修复。

(2)治疗方法:常规高压氧治疗:压力 2～2.3ATA,吸氧 40×2 分钟,中间吸空气 5 分钟,每天 1～2 次,7 天休 1 天为 1 疗程,连续 2～3 疗程。

(3)注意事项:尽早治疗,足够剂量,同时并用维生素 E,维生素 B_1,维生素 C。

第八节　口腔念珠菌病

【临床表现】

口腔念珠菌病按其主要病变部位可分为:念珠菌口炎、念珠菌唇炎与口角炎、慢性黏膜皮肤念珠菌病。

1.念珠菌性口炎　念珠菌性口炎分型与特点见表 9-2。

表 9-2　念珠菌性口炎分型与特点

分　类	特　点
急性假膜型 (雪口病)	见于任何年龄,新生儿最多见。初起为散在色白如雪的针头大小斑点,不久相互融合成白色丝绒状斑片,可被拭去,暴露出黏膜糜烂面。患儿烦躁啼哭,哺乳困难。全身反应较轻
急性萎缩型 (抗生素性口炎)	有长期应用广谱抗生素史,大多数原患有消耗性疾病。黏膜充血糜烂及舌背乳头团块状萎缩,周围舌苔增厚。有味觉异常、口干灼痛感觉
慢性萎缩型 (托牙性口炎)	损害部位常在上颌义齿腭侧有全口托牙,好发于上颌承托区,广泛红色水肿,伴红斑表面的颗粒形成
慢性肥厚型 (增殖型念珠菌口炎)	质地致密伴白色角化的斑块,表面可有颗粒增生,粗糙而无弹性,不易拭去,多见于口角区。常伴发口角炎。或有结节状和肉芽增生,以舌背、上腭多见

2.念珠菌性唇炎　类似于慢性唇炎,下唇多见,常伴口角炎和念珠菌口炎。

3.念珠菌口角炎　口角区皮肤及黏膜湿白、糜烂、皲裂、渗血、结痂、疼痛。常双侧罹患,可伴舌炎、唇炎等。

4.慢性黏膜皮肤念珠菌病　病变范围涉及口腔黏膜、皮肤及甲床。多从幼年时发病,病程数年至数十年,常伴有内分泌或免疫功能异常、细胞免疫功能低下。

【实验室检查】

1.直接镜检　取病损或义齿组织面涂片,加 10％KOH 液,镜下查见菌丝和孢子。

2.唾液培养　取非刺激性混合唾液 1～2ml 接种于 Sabouraud 培养基,分离培养,得到念珠菌生长阳性结果。

3.病理检查　对白色念珠菌白斑应做活检,用 PAS 染色找到菌丝,观察有无上皮异常增生。

【治疗】

1.常规治疗

(1)制霉菌素:50 万～100 万 u,每日 3～4 次,含服,7～10 天为 1 疗程。肝功能异常和白细胞减少者慎用。

(2)克霉唑:50mg,成人每日 3 次,饭后服。副作用有肠胃不适、肝功能损害、白细胞减少等。肝病、白细胞减少及肾上腺功能减退者慎用。

(3)酮康唑:每片 200mg,每日服两次,10 天为 1 疗程。服用两周以上须做肝功能检查。孕妇、肝病或正在使用利福平、灰黄霉素的患者禁用。

(4)局部用药

1)2％～4％碳酸氢钠液,含漱,每次 10ml,每日 3～4 次。

2)0.2％氯己定(洗必泰)液,冲洗或含漱,每次 10ml,含 5～10 分钟后唾弃,每日 4～5 次。

(5)中药治疗:清心泻火,祛湿除热,导赤散加减。局部涂布青黛散、冰硼散、锡类散等。

2.高压氧治疗

(1)治疗原理:高压氧可调节免疫、抑制细菌,产生消炎、消肿作用;高压氧可促进有氧代谢,促进局部组织修复。

(2)治疗方法:常规高压氧治疗:压力 2～2.3ATA,吸氧 40×2 分钟,中间吸空气 5 分钟,每天 1～2 次,7 天休 1 天为 1 疗程,连续 2～3 疗程。

(3)注意事项:尽早治疗,足够剂量,同时并用维生素 E、维生素 B_1、维生素 C。

第九节　口腔扁平苔藓

扁平苔藓是皮肤-口腔黏膜的慢性炎症性疾病。可单独发生于口腔黏膜或皮肤,亦可两者同时罹患。病程迁延,反复波动。发病年龄不限,中年女性居多。

【临床表现】

1.口腔黏膜病损　呈珠光白色条纹,表面光滑,相互交错成网状、树枝状、环状、条索状或融合为斑状等多种形态。口腔黏膜可同时发生红斑、充血、糜烂、溃疡、萎缩、水疱、色素沉着等,互相重叠和转变。黏膜柔软,弹性不变。多发于颊、舌、龈、腭等部位,常左右对称。自觉有粗糙、牵拉、疼痛或刺激痛。

2.指甲与趾甲损害　常呈对称,甲体变薄而无光泽,按压时有凹陷。有时在甲床显示红色针尖样小点,压诊疼痛。严重损害可使甲体脱落,还可发生溃疡坏死。

3.皮肤病损　散在或成簇的针头大红色多角形扁平丘疹或为绿豆大丘疹,周界清晰,触诊硬韧,融合如苔藓状。损害区粗糙,丘疹间可见皮肤皱褶,由于瘙痒而多有搔痕。陈旧性损害为暗紫红色或褐色色素沉着。多发于四肢、颈、腰腹、生殖器。

【病理检查】

基底细胞液化变性,基底膜下方大量淋巴细胞浸润,呈带状。上皮及固有层多见胶状小体;上皮钉突呈锯齿状或变平消失,棘层肥厚或萎缩,粒层明显增生,上皮过度角化或角化不全。

口腔扁平苔藓有癌变报道,对长期糜烂溃疡不愈疑有癌变者应做活检。

【治疗】

尚无满意疗法,应消除精神紧张,生活力求规律。

1.全身治疗

(1)雷公藤多苷,10～20mg 口服,每日 2～3 次。本药可能引起白细胞和血小板减少、恶心、纳差、月经紊乱、精子减少等不良反应。长期服用应定期查血象。孕妇忌用,心血管疾病患者和小儿慎用。

(2)昆明山海棠,饭后服 0.5mg,每日 3 次。偶有胃痛、纳差、口干、闭经等不良反应。肾功能不全者慎用。

(3)磷酸氯喹,饭后服用 0.125g,每日两次。30 天为 1 疗程。不良反应有胃肠不适、耳鸣、耳聋、视力障碍、头晕、毛发脱色、皮肤瘙痒、粒细胞减少等。白细胞低于正常值或有听、视觉变化时应立即停药。

(4)维生素 A 胶丸,口服 2.5 万 u,每日 1 次。一般无毒性,长期大量服用(每日 5 万～50 万 u,连服数月)可引起食欲不振、头痛发热、脱发、皮肤瘙痒等慢性中毒症状。

(5)免疫调节剂:转移因子、左旋咪唑、胸腺素。泼尼松,每日 5mg,分两次口服。

2.局部治疗

(1)去除残根残冠、不良修复体、牙垢牙石,调整咬合,消除牙龈炎,戒烟禁酒,避免酸、辣、烫等理化刺激因素。

(2)0.2%氯乙定液含漱,每次10ml,对有唇部糜烂结痂者,用上药湿敷,保持覆盖于痂皮的药液纱布始终湿润,直至痂皮"泡"脱为止。

(3)对局部糜烂不愈或充血明显的,采用泼尼松龙混悬液0.5～1ml局部浸润注射,每周两次,2～3周为1疗程。

(4)0.2%维A酸液,局部涂布。

3.中药治疗　肝肾阴虚,六味地黄汤加减;气血两亏,八珍汤加减;肝气郁结,柴胡疏肝汤加减;肝经实火,龙胆泻肝汤加减。

4.高压氧治疗

(1)治疗原理:可试行高压氧治疗,高压氧可调节免疫、抑制细菌,产生消炎、消肿作用;高压氧可促进有氧代谢,促进局部组织修复。

(2)治疗方法:常规高压氧治疗:压力2～2.3ATA,吸氧40×2分钟,中间吸空气5分钟,每天1～2次,7天休1天为1疗程,连续2～3疗程。

(3)注意事项:尽早治疗,足够剂量,同时并用维生素E、维生素B_1、维生素C。

第十节　盘状红斑狼疮

【临床表现】

1.口腔病损　下唇唇红为最常见发病部位。为暗红色斑块或丘疹,周界清楚,中央萎缩,色红微凹,周边暗红微隆起,呈盘状。病损区上覆鳞屑或充血糜烂结痂。反复发作后可扩大或融合,并向皮肤侧蔓延,其皮肤侧边缘见黑色弧形围线,黏膜侧见放射状平行排列的细白射纹,损害区有针尖状白色散在小点。陈旧性损害唇红变为桃红色,皮肤有脱色斑。口腔内黏膜任何部位均可发生,表现为与扁平苔藓相似的损害。

2.皮肤病损　颜面"蝶形"红斑,为跨越鼻梁的颧部对称性丘疹红斑,融合成中央微凹周边微隆的盘状。上覆黏着性、角质栓性鳞屑,揭下鳞屑,底面呈"图钉"状。

3.夏季日晒或冬季寒冷可使病变加重。

【病理检查】

可有下列五项,但不一定全部出现:①过度角化伴角质栓;②上皮萎缩;③基底层液化变性;④炎症细胞(主要为淋巴细胞)浸润见于扩张的毛细血管周围与浅表固有层,但在紧贴上皮的区域则相对减少;⑤该区域能被过碘酸雪夫染色而类似基底膜增厚。盘状红斑狼疮有一定癌变率,对长期糜烂不愈疑为癌变者应做活检。

【实验室检查】

可有血沉增快、丙种球蛋白增高、类风湿因子阳性、抗核抗体阳性等改变。红斑狼疮细胞检查可排除系统性红斑狼疮的可能。

【治疗】

1.全身治疗

(1)磷酸氯喹。

(2)雷公藤多苷片。

(3)氨苯砜每片 50mg,每日半片,逐渐增至每日 1~2 片。分两次服。有溶血性贫血及发热、黄疸、皮疹、淋巴结肿大、胃肠道不适、中毒性肝炎等不良反应,应定期检查肝功能、血象等。4~6 周为 1 疗程'无不良反应者可延长 1 个月。无效者应停药。

(4)皮质类固醇:在氯喹或氨苯砜疗效不明显时可用泼尼松每日 5mg,每次半片与磷酸氯喹或氨苯砜同时口服。

2.局部治疗

(1)避免日光辐射,避免寒冷刺激。

(2)0.5%曲安奈德液或地塞米松液 0.5ml 局部浸润注射。

(3)无渗出者可用醋酸氟轻松软膏涂布唇红部。每日 3 次。

3.中药治疗 肾阴不足用六味地黄汤加减;肝郁血瘀用疏肝活血汤加减。

4.高压氧治疗

(1)治疗原理:高压氧可调节免疫、抑制细菌,产生消炎、消肿作用;高压氧可促进有氧代谢,促进局部组织修复。

(2)治疗方法:常规高压氧治疗:压力 2~2.3ATA,吸氧 40×2 分钟,中间吸空气 5 分钟,每天 1~2 次,7 天休 1 天为 1 疗程,连续 2~3 疗程。

(3)注意事项:尽早治疗,足够剂量,同时并用维生素 E、维生素 B_1、维生素 C。

第十一节 白斑

【临床表现】

1.斑块状:口腔黏膜上出现白色或灰白色的匀质较硬的斑块,轻度隆起或高低不平。

2.疣状隆起,表面高低不平,伴有毛刺状或乳头状突起。粗糙感明显,触诊微硬。位于牙龈或上腭。

3.颗粒状:口角区黏膜多见。损害的色泽为红白间杂,红色区域为萎缩的赤斑;赤斑表面"点缀"着结节样或颗粒样白斑。

4.皱纸状:多见于口底和舌腹。可累及舌侧牙龈。表面高低起伏状如白色皱纸,基底柔软,有粗糙不适或无明显自觉症状,女多于男。活检有助确认。

以上各型均可在白斑基础上发生溃疡,溃疡是癌前损害已有了进一步发展的标志。

【病理检查】

白斑有较高癌变率,必须做活检。病检可见上皮异常增生:核深染,有丝分裂增加,极性消失,核浆比例改变,细胞异型性,异常角化等。

【治疗】

1.全身治疗

(1)维生素 A 胶丸,每日 5 万 u。

(2)维 A 酸,每日 35～50mg,分 3 次服,第 2～3 周起每日 30～60mg,1～2 个月为一疗程。初服可有头痛头晕,减量后几日可适应。常见不良反应有口唇干燥、脱发等。冠心病、肝功能异常、高血压者忌用。

2.局部治疗

(1)去除局部刺激因素,拔除残根残冠、错位牙,修改不良修复体。避免刺激性食物等。

(2)0.2％维 A 酸液,局部涂布。先拭干损害区唾液,以最细的眉笔蘸取少量溶液,小心涂布于白斑表面,吹干后再闭口,每日 2～3 次。切勿涂于正常黏膜上。充血糜烂溃疡者不适用。

(3)鱼肝油,涂擦白斑,每日 2～3 次,1～2 月为一疗程。勿用力过重。

(4)5％氟尿嘧啶软膏,局部涂布,每日 2～3 次。

(5)对重度异常增生或癌变危险区的白斑应考虑手术切除、冷冻、激光等方法治疗。

3.高压氧治疗

(1)治疗原理:高压氧可调节免疫、抑制细菌,产生消炎、消肿作用;高压氧可促进有氧代谢,促进局部组织修复。

(2)治疗方法:常规高压氧治疗:压力 2～2.3ATA,吸氧 40×2 分钟,中间吸空气 5 分钟,每天 1～2 次,7 天休 1 天为 1 疗程,连续 2～3 疗程。

(3)注意事项:尽早治疗,足够剂量,同时并用维生素 E、维生素 B_1、维生素 C。

第十二节　萎缩性舌炎

【临床表现】

1.舌背乳头缩短或消失,舌面光滑,色泽红绛如生牛肉。唾液分泌减少,舌面出现褶皱。舌上皮与舌肌变薄。

2.自觉舌痛,不适或味觉异常,遇热、酸、辣等刺激时不适感加重。

3.有皮肤黏膜苍白、头晕、乏力、畏寒、纳差等贫血症状或伴有腹泻、皮肤暴露部位的粗糙鳞屑等烟酸缺乏症状。也可出现萎缩性舌炎基础上的散在表浅溃疡。

【实验室检查】

1.对有贫血症状者应行红细胞计数,血红蛋白量、红细胞平均容积(MCV)、红细胞血红蛋白平均浓度(MCHC)测定和计算,据此分为低色素小细胞性贫血、正色素大细胞性贫血或为再生障碍性贫血。

2.对有烟酸缺乏症者可参照上法检查,一般有正色素大细胞性贫血的特征。

【治疗】

1.病因治疗。

2.对症治疗

(1)伴发溃疡:复方硼砂漱口液 5～10ml 含漱,每日 5 次;醋酸氢化可的松混悬液或泼尼松龙混悬液用于溃疡下浸润注射,每次 0.5～1ml,每周两次。

(2)口干、疼痛者用 1% 毛果芸香碱 12～16ml,加枸橼酸糖浆 40ml,蒸馏水加至 200ml。每次口服 10ml,饭前 30 分钟服用。

3.中医治疗　黄芪 12～15g,党参 12～15g,生地 12g,石斛 15g,龟板 16g,知母 9g,川芎 12g,丹参 9g,当归 12g,黄柏 9g,水煎服。

4.高压氧治疗

(1)治疗原理:高压氧可调节免疫、抑制细菌,产生消炎、消肿作用;高压氧可促进有氧代谢,促进局部组织修复。

(2)治疗方法:常规高压氧治疗:压力 2～2.3ATA,吸氧 40×2 分钟,中间吸空气 5 分钟,每天 1～2 次,7 天休 1 天为 1 疗程,连续 2～3 疗程。

(3)注意事项:尽早治疗,足够剂量,同时并用维生素 E、维生素 B_1、维生素 C。

第十三节　光化性唇炎

【临床表现】

1.急性型　发病突然。唇红部水肿、充血、出现成簇小水疱,瘢痕结痂或糜烂渗血。自觉灼热刺痛。愈合后可留有瘢痕或色素沉着。

2.慢性型　唇红部反复持续干燥、皲裂、脱屑、增厚。日久后有唇周皮肤脱色,灰白色角化条纹或肿胀。

【病理检查】

对慢性型反复发作后有局部增生者,应做活检,以发现癌变。光化性唇炎的病理特征为:细胞内与细胞间水肿和水疱形成;角化不全和棘层肥厚;基底细胞空泡变性;胶原纤维嗜碱性变。

【治疗】

1.病因治疗

(1)有光过敏体质和对日光耐受性差的患者应尽可能避免日光照射。

(2)避免富含卟啉的食物和药物。如青菜、芹菜、胡萝卜、无花果、橙、当归、仙鹤草、荆芥、磺胺、四环素、金霉素、氯丙嗪、异烟肼、D-860 等。

(3)涂布 5% 二氧化钛或奎宁霜、2% 水杨酸霜等防晒剂。

(4)对有原发肝脏疾病患者应积极治疗肝病。

(5)氯喹 0.125g 口服,每日两次。

2.对症治疗

(1)湿敷:0.1% 依沙吖啶液或 1:5000 呋喃西林液湿敷于渗出结痂处,并保持药液湿润,直至痂皮脱落。每日 3 次。

(2)0.5% 曲安奈德液 0.5ml 糜烂面下浸润注射,每周两次。

(3)氟轻松软膏唇红局部涂布,每日 3～4 次,进食前擦净。适用于局部无渗出结痂者。

(4)重症者可用泼尼松片,5～10mg,每日 3 次或隔日清晨顿服 15～30mg。服药期间应注意补充钾离子。有高血压、青光眼、癫痫、肾上腺皮质功能亢进者慎用。早期孕妇禁用。

3.高压氧治疗

(1)治疗原理:高压氧可调节免疫、抑制细菌,产生消炎、消肿作用;高压氧可促进有氧代谢,促进局部组织修复。

　　(2)治疗方法:常规高压氧治疗:压力 2～2.3ATA,吸氧 40×2 分钟,中间吸空气 5 分钟,每天 1～2 次,7 天休 1 天为 1 疗程,连续 2～3 疗程。

　　(3)注意事项:尽早治疗,足够剂量,同时并用维生素 E、维生素 B$_1$、维生素 C。

第十章　高压氧在其他疾病中的应用

第一节　高原病

高原地区气压低,氧分压低,可使人缺氧而发生急性或慢性缺氧综合征称为高原病,也称高山病。高原病一般发生在海拔 3000m 以上。生活在海拔较低的人群进入高原可因不适应而发病,高原病可累及全身,但主要是累及脑、肺、心血管。高原病根据临床表现及病情不同目前将其分为:三型急性高原病(急性高原反应、高原肺水肿、高原脑水肿);四型慢性高原病(慢性高原反应、高原心脏病、高原血压异常、高原红细胞增多症)。

HBO 能明显加速高原病的恢复,疗效十分显著。HBO 对脑水肿有明显的预防和治疗作用。高原性心脏病经 HBO 治疗后症状和体征明显改善。高原昏迷平均经 2～5 次 HBO 治疗后恢复。肺水肿多在 4d 内啰音消失。

一、临床表现与诊断

1.急性高原病

(1)急性高原反应:可有多种自觉症状和客观体征如:头昏、头痛、失眠、嗜睡、眼花、眩晕、疲劳、胸闷、气促、食欲减退、恶心、呕吐、腹胀、腹泻、鼻出血、手足发麻、双手抽搐、关节疼痛等较为常见;可有不同程度的发绀,面部或四肢轻度水肿,脉速,血压轻、中度升高,部分患者心音 P_2 亢进,肺功脉瓣区及心尖区有Ⅰ～Ⅱ级吹风样收缩期杂音,这些体征大多随症状消失而消失,但 P_2 亢进常持续较久。多发生在登山后 24h 内,多数人在 1～2 周内自行消失。

(2)高原肺水肿:多见于儿童和青少年进入海拔 4000m 以上地区者或在 2500m 快速登山者。常在登山后 24 小时内急速出现气喘、胸闷、咳嗽、呼吸困难,不能平卧,咯血性泡沫痰,口唇和指甲发绀。两肺湿啰音,胸部 X 线示双肺中下部有密度较淡、片状、云絮样模糊影,右肺较重,可为单侧,多在数日内完全消失。严重者可因窒息、昏迷而死亡。

(3)高原脑水肿：多缓慢起病，在高原反应的基础上于夜间出现剧烈头痛、呕吐，意识障碍，神志恍惚、抑郁或谵妄，重者出现昏迷，大小便失禁、抽搐，呼吸浅慢或不规则，心率变慢，瞳孔对光反射迟钝，视神经乳头水肿、脑膜刺激征及其他病理反射阳性，脑脊液压升高等。

2.慢性高原病　按临床表现不同分为四型。各型间多有交叉。常以肺动脉高压、并心脏受累为主的混合型最为多见。

(1)慢性高原反应：凡急性高原病持续 3 个月以上者可诊断。可有肝脾大或蛋白尿，一般症状时轻时重。

(2)高原血压异常：可有头痛、头昏，血压升高（以舒张压升高较明显），很少发生心、肾受累。离开高海拔地区后血压很快恢复正常。

(3)高原心脏病：小儿多见。起病缓慢，成年人多在进入高海拔地区半年后发病。小儿有发绀、气促、水肿、阵发性咳嗽、夜啼、精神萎靡等；成人可有心悸、发绀、咳嗽、水肿、乏力。肺动脉高压、右心肥大、右心衰竭、心电图和胸部 X 线异常。

(4)高原红细胞增多症：红细胞增多、血液黏度增加。红细胞计数超过 $7 \times 10^{12}/L$，血红蛋白在180g/L以上，血细胞比容超过 60％。常有头昏、头痛、失眠、记忆力下降、面部发绀、杵状指，可因脑微血栓形成发生短暂脑缺血。

二、常规治疗

1.急性高原反应　适当休息，常规应用氨茶碱，但消化道症状重者少用。可用中药。

2.对症处理　按一般急性左心衰竭处理肺水肿。按常规方法处理脑水肿、心脏病和高血压。因易发生洋地黄中毒，必须应用时宜采用小剂量和短效制剂。红细胞增多症可采用低流量吸氧，每天静脉滴注右旋糖酐 500～1000ml。必要时可静脉放血 300～500ml。

三、高压氧治疗高原病的机制

1.HBO 可迅速解决机体的缺氧状态。

2.HBO 可降低心脏负荷，改善心功能。HBO 可兴奋迷走神经，减慢心率，减少心输出量；纠正缺氧所致的肺小血管收缩，降低血液黏稠度，改善肺的微循环，降低肺动脉压;改善肾脏功能,促进利水排钠作用。

3.HBO可解除缺氧所致的支气管痉挛,同时气道内的阻力略有增高,前者有利于改善通气功能,后者有利于阻止肺水肿的形成。HBO可阻断缺氧-红细胞过度增生的恶性循环,红细胞和血红蛋白减少;HBO可降低呼吸频率,有利于肺泡动脉氧梯度的稳定,改善肺功能。

4.HBO可收缩血管,减轻组织水肿,尤其是减少脑血流量、减轻脑水肿,降低颅内压;改善脑缺氧,HBO的穿透力强,可以打断脑缺氧与脑水肿间的恶性循环,改善脑功能、刺激上行激动系统促进苏醒。

四、高压氧治疗的实施

1.适应证 凡有以下情况,应尽快进行 HBO 治疗:

(1)迅速登上 4000m 以上者均可进行 HBO 治疗,预防高山病发生。

(2)年纪在 45 岁以上,进入高原地区者。

(3)原有心、肺、脑疾病,进入高原地区。

(4)已发病的高山脑病、高山肺水肿患者。

(5)常规治疗无效的高山病患者。

(6)慢性红细胞增多症伴心脑供血不足的患者。

2.治疗方法

(1)因高原地区大气压比平原地区低,如果采用与平原地区相同的治疗压力,舱内外压力差比平原地区的舱内外压力差大,如按平原地区的时间进行加、减压,患者会感觉晕眩、头昏、无力、肌肉及骨酸痛等。故而治疗压力不应超过 2ATA,适当延长加、减压时间、一般升压 40min,稳压时先吸氧 30～40min,中间吸空气 10min、再吸氧 30～40min,减压 40min。急性高原反应症患者一般经 1～5 次 HBO 治疗,症状迅速消失。

(2)HBO 治疗是高原性肺水肿的首选治疗方法,也是 HBO 治疗的急诊。大多数病例 1 次 HBO 治疗即有明显效果,重症患者也只需 2～3 次治疗即可痊愈。重症患者首次 HBO 治疗结束时肺水肿、脑水肿控制不满意,可将舱压减至并维持在 1ATA 水平,患者在舱内呼吸空气并继续接受常规治疗。下次 HBO 治疗即从 1ATA 开始。

(3)前 2 日可以每天 2 次,病情稳定后改为每日 1 次。

(4)高原地区舱外压力(常压)低于平原,因此,要达到预定的压力(绝对压),就要适当增加表压。

五、注意事项

1.低温天气时应注意防寒保暖。

2.伴有感冒、发热、鼻出血及血压过高时应作相应处理后治疗。

3.因治疗压力与舱外压力差较大,故需加大向舱内供氧的压力,否则患者会感吸氧费力。此外,在加减压时患者可能有头晕、无力、肌肉和骨骼酸痛等,因此治疗压力不宜过高;适当延长加、减压时间,肺水肿患者减压时间可长达90min。

4.高原地区气候干燥,舱内应适当加湿。

5.高原疾病的治疗是综合治疗,HBO要在常规治疗的配合下进行。

6.重视HBO的缩血管作用:正常情况下,机体在高浓度或高分压氧的环境下,全身血管都有收缩反应,其中以神经和血管系统较重要,在做HBO治疗时视网膜血流量减少较明显,应引起重视。在HBO治疗前加用扩血管药物或给予含5%二氧化碳的氧气吸入。

7.注意使用抗氧化药物。

第二节　运动性疲劳

疲劳是指人在工作或运动后,机体的生理过程不能保持其功能在一特定水平,或各器官不能维持预定的运动强度,出现机体内部生理、生化变化的一种综合反应。疲劳是机体工作能力暂时降低的象征,是一种生理现象,休息后可以恢复。若疲劳未经恢复又增加运动量,疲劳积累就成为慢性疲劳。慢性疲劳再加重导致过度疲劳,这就属于病理现象。运动时存在需氧量与摄入氧量不平衡的矛盾,而缺氧和氧债是体育运动中必不可少的生理过程,是运动性疲劳的主要因素。当今,竞技体育的竞争越来越激烈,人体运动的能力不断冲破"极限",如何尽快消除运动造成的不利影响,尽快使运动员从疲劳中恢复,已成为现时运动医学的重点课题。而HBO作为一种物理治疗,业已证实对许多缺氧性疾病有着良好疗效,随着运动性疾病研究的不断深入及HBO治疗机制的揭示,HBO对运动性疲劳的消除作用已逐渐受到人们的关注。

一、发病机制

有关疲劳的发生机制，至今尚未完全明了，主要有神经系统抑制学说、能源物质耗竭学说、内环境稳定性失调学说、疲劳物质蓄积学说及自由基学说等。疲劳物质蓄积学说认为，在剧烈运动中，代谢增强，能源物质大量消耗，氧的供应少于需求，促使肌肉进行糖的无氧酵解，能量（ATP）减少，乳酸增多。在运动疲劳时，肌肉和血液中的乳酸浓度可达安静时的十几倍到几十倍。乳酸被认为是致疲劳物质，乳酸的堆积可直接或间接引起肌肉功能降低。

此外，在大强度或长时间运动时，血氨升高。这是由于：①ATP等腺苷酸的代谢增加，腺苷酸在代谢中产生大量的氨。②运动时能量需求大，氨基酸分解代谢参与供能，同时产生氨。氨同样被认为是致疲劳物质，其毒性不仅对肌肉产生直接影响，而且透过血脑屏障进入脑细胞中，影响了兴奋和抑制中枢神经系统的谷氨酸以及 γ-氨基丁酸两种神经介质的动态平衡，使中枢神经的功能发生障碍，当血氨上升至一定程度时，增加磷酸果糖激酶的活性，提高糖酵解的速率，抑制丙酮酸脱氢酶系的活性，使糖的有氧氧化速率降低，抑制糖原的异生过程，造成乳酸和丙酮酸进一步堆积，加重机体能量不足状态。因此，血氨升高也是造成中枢性和周围性疲劳的重要因素。

近年来，人们还发现在大强度运动后体内自由基代谢产物增加，同时发现自由基增多与生物膜完整性的破坏有重要关系，并从不同角度进行了疲劳与自由基关系的研究。自由基在疲劳中的作用是通过其损伤生物膜的完整性，使生物膜的通透性增加，细胞内酶外释，电解质失衡，酶的活性降低等作用，致使细胞功能下降，造成疲劳。

二、临床表现

疲劳的早期主要出现一些主观感觉方面的症状，一般反应为自我感觉疲惫，食欲及睡眠欠佳，头晕眼花，迟钝、沮丧、缺乏兴趣和信心，敏感、易激动等。伴随着运动能力下降，疲劳症状若未经调整可进一步发展，将出现客观指标的变化。在身体功能方面表现为体重下降，头痛、失眠，脉搏呼吸加快，血压升高，心脑电图异常，血红蛋白下降，白细胞总数升高，尿蛋白及血尿，神经功能严重失调等；运动能力方面表现为素质下降、训练时极易疲劳且不易恢复，动作不协调、不准确，接受能力差，比赛时技术发挥不好,运动成绩下降等。

三、常规治疗

疲劳的常规恢复治疗归纳起来有三大类。

1.训练方法学　指在训练中合理安排训练内容、训练手段、运动负荷、恢复时间、恢复方式等。

2.心理学恢复　指在训练过程中采用放松训练、呼吸调整、催眠暗示、心理调节、诱导练习等。

3.医学生物学　指在训练过程中采用与运动负荷相适应的营养供给、物理治疗、针刺疗法、推拿按摩等。

四、高压氧治疗运动疲劳的机制

1.迅速消除聚集的乳酸　运动后机体处于缺氧状态,体内蓄积大量的致疲劳物质,主要是乳酸。在常压空气下,体内的血红蛋白携氧能力有限,加上呼吸和心率渐趋于平衡,摄氧量降低,乳酸的清除率受到限制。HBO能提高血氧含量,增加血氧分压,当血液流经各组织时,氧的有效弥散距离加大,运动员骨骼肌和心肌内毛细血管网比较发达;HBO环境下,氧的弥散能力增加,能使更多的细胞及线粒体得到充足的氧供,使乳酸氧化成丙酮酸,进入三羧酸循环,继续氧化生成 CO_2、H_2O 和能量(ATP);此外,HBO亦可促使乳酸在肝细胞内重新转变成糖原以及促使肾脏、皮肤的乳酸排泄增加。因而,HBO可使运动员机体内乳酸的消除速率加快。实验证明,HBO处置后运动者的血乳酸含量明显低于对照组。

2.加速血氨的清除　运动后体内的致疲劳物质氨的含量亦可升高。血氨增高与缺氧导致的能量不足有关。HBO可提高血氧含量和血氧分压,增加氧的扩散,激活琥珀酸脱氢酶、细胞色素氧化酶,增加机体有氧氧化能力,产生大量的ATP,供给血氨在鸟氨酸循环中合成尿素所需要的能量以及血氨合成谷氨酰胺所需的能量,从而加快血氨的清除速率。此外,在HBO作用下,肝脏可利用乳酸作为能源物质,增加机体对脂肪酸的利用,弥补由于糖原贮量减少导致的能源物质不足,为肝脏快速清除血氨提供能量。

3.加速血尿素氮的清除　血中尿素氮和血乳酸一样与疲劳感存在明显相关性。高强度运动时,机体耗氧量大大增加,反射性引起呼吸心跳加快,如不能满足葡萄糖进行有氧氧化所需要的氧气(即相对缺氧),不仅糖代谢过程中产生的丙酮酸会还原成乳酸,使血乳酸增加,而且因为糖酵解远远不能满足高强度运动所需,蛋白质分解代谢加强,从而使血中尿素氮升高。HBO 下,尿量显著增加,可使尿素氮在肾脏排泄过程中重吸收减少,这也是尿素氮清除加快的重要机制之一,因为正常成人每分钟尿量<2ml 时,尿素的重吸收为 60％,而每分钟尿量>2ml 时,尿素的重吸收仅为 40％左右,因而运动员的疲劳感也迅速消失。

4.减轻自由基对机体的损害　自由基是导致疲劳的重要因素之一,而运动时骨骼肌、心肌等细胞膜极易产生脂质过氧化反应而生成脂质过氧化物,其中毒性最具代表性的是丙二醛。HBO 能减轻自由基对细胞膜的损害,保护运动后机体细胞结构的完整性,从而维护细胞的正常功能。这对消除运动性疲劳和减轻运动性损伤具有重要意义。HBO 暴露对抗氧化酶系统既有诱导作用,也有抑制作用,虽然长时间大剂量吸入 HBO 可使自由基生成增多,并抑制抗氧化酶活性,但适当剂量和合适时间的氧暴露可提高体内抗氧化酶活力,使机体清除氧自由基的能力增强。

五、高压氧治疗方案

1.应用时机

(1)用于大赛运动前,以增加组织氧储备,延缓疲劳发生,减轻疲劳程度。

(2)用于大赛训练后,以迅速消除疲劳。

(3)用于训练过程中发生过度疲劳征象时。

(4)应用于 2 次时间相隔较近的赛事间,有利于恢复体能,保持竞技状态。

(5)用于由低水平转为高水平训练时或停训后再训练时,以提高机体对大运动量的适应性,增强体能,消除疲劳。

2.具体方案　通常压力为 1.5～2.5ATA,吸氧 60min。单人舱升压 15min,稳压 30min,减压 15min;多人舱升压 20min,稳压吸氧 60min,减压 20～30min,吸氧中途休息时吸加压空气 10min,每日 1 次。赛前可连续应用,亦可根据训练情况随时调整,次数应具体安排,不可强求 10 次为 1 个疗程的常规。赛后恢复或停训后重训可每日 1 次,10 次为 1 个疗程,一般 1 个疗程即可。赛后恢复可白天应用。停训后重训可在晚间休息前应用。

HBO 作为一种有效的非创伤性治疗手段,在运动性疲劳方面的应用正日益受到人们的关注,其研究亦已取得了实质性进展。但尽管如此,HBO 对于运动性疲劳仍属一个新的应用领域,其对运动性疲劳的作用机制、适宜的应用方案及其他各方面的研究,尚有待进一步加强。

第三节 放射性损伤

放射性损伤是放射线作用引起的组织、器官不可逆的永久性损伤。一般来说,放射损伤在大多数情况下是不允许发生的。

一、病因

引起本病的原因是明确的,即射线,主要通过两种机制造成细胞损伤:①直接作用于细胞染色体的 DNA。②与细胞内原子或分子作用产生自由基,后者引起细胞损伤。放射损伤常见于以下情况:

1.放射治疗 是引起放射损伤最常见的原因。目前我们所使用的放射治疗工具,在进行放射治疗时不可避免地要照射到一些正常组织或器官。这样,在某些情况下(如个体差异或同时存在一些合并症及为了控制或治愈肿瘤放射剂量过大等)可能会产生放射损伤。

2.其他 核泄漏、核战争、高辐射性矿区及无意中接触放射性物质等,这些情况均极罕见,但后果严重。

二、临床表现

人体的任何组织器官均可出现放射损伤,且不同组织器官损伤的临床表现各不相同,下面从临床角度对一些重要组织器官的放射损伤分述如下:

(一)中枢神经系统的放射损伤

1.放射性脑损伤 早期可表现为头痛、嗜睡、呕吐、视乳头水肿,放射性脑损伤常发生在放疗过程中,主要病理特征是脑水肿。晚期可出现放射性脑坏死,放射性脑白质病,常发生在放疗后的几个月到几年,主要表现为癫痫发作、抽搐、痉挛、记忆力差、思维混乱、轻瘫、运动失调等,放射还能引起患者认知功能的损害,尤其是儿童患者。

2.放射性脊髓损伤 急性脊髓病一般发生在放疗结束后的 2~4 个月,持续约 2~3 周,但一般是可逆的。主要表现是在曲颈或伸臂时引起的沿脊柱的触电痛和手刺痛感,又称 Lhermite's 征。晚期脊髓病一般发生在放疗后 1~2 年,最初表现为感觉异常,继而可出现迟缓性轻瘫和肌肉萎缩,甚至出现截瘫。

（二）放射性肺损伤

1.急性放射性肺炎　常发生于放疗后 1～3 个月,表现为刺激性干咳,伴感染时出现高热、胸痛、气促、咳脓痰,肺部可闻及湿啰音,X 线检查可见放射野区大片致密阴影。

2.放射性肺纤维化　常发生于放疗后 3～6 个月,大多数患者无明显临床症状,或仅有干咳,少数人可有肺功能下降,气急,活动能力下降,端坐呼吸,发绀,杵状指。感冒时可常诱发急性发作,每发作一次,纤维化加重一次。X 线表现为肺组织局部收缩、实变,且致密的实变阴影与放射野一致。

（三）放射性心脏损伤

心包最容易发生损伤,因此心包炎是最常见的表现。症状可隐匿,或突然出现发热、气促、胸痛、心包摩擦音、ST-T 改变等。此外心肌、冠状动脉、心瓣膜也会受到损伤,这些情况可发生在放疗期间,也可以发生在放疗后数月至数年。

（四）放射性肝脏损伤

在放疗早期往往无明显临床症状,或仅表现为乏力、纳差、转氨酶升高,而在放疗后期或放疗后 2～5 个月出现腹水、肝大、胆红素和碱性磷酸酶增高,严重时可出现肝功能衰竭和肝性脑病。

（五）放射性胃肠道损伤

主要表现为恶心、呕吐、腹痛、频繁腹泻、消化道出血甚至溃疡、穿孔。损伤的部位主要是胃肠黏膜及动脉内膜。

（六）放射性肾损伤

临床症状一般出现在放疗后,表现为渐进性肾功能不全和蛋白尿,晚期可无诱因出现肾性高血压。静脉肾盂造影可见轻度肾萎缩。

（七）放射性骨髓损伤

常见于全身放疗和全身骨髓放疗,第 1 周可出现中性粒细胞减少,随后 2～3 周血小板减少,2～3 个月后出现贫血,偶可变为再障。

（八）放射性皮肤软组织损伤

照射区皮肤变薄,皮下组织纤维化,重者组织溃烂,经久不愈。

三、常规治疗

放射损伤以预防为主,一旦发生,无特效治疗。

（一）中枢神经系统的损伤

大剂量维生素 B 族及维生素 C；地塞米松静脉给药，以后改为口服，1 个月后逐渐减量；可配合使用促进能量代谢的药物及神经营养性药物。

（二）放射性肺损伤

急性期采用大剂量糖皮质激素加广谱抗生素及输氧，并予对症处理。慢性期主要是对症处理，如止咳化痰、解痉平喘及应用支气管扩张药物等。

（三）放射性心脏损伤

一般采取保守疗法，止痛，利尿，使用激素，必要时心包穿刺抽液。缩窄性心包炎或心包填塞严重者，可能需行手术治疗。

（四）放射性肝脏损伤

卧床休息，给予高蛋白、高热量、低盐饮食，适当应用利尿剂，必要时放腹水。治疗常需 4～5 个月。

（五）放射性胃肠损伤

急性反应期主要为对症治疗，如止呕、解痉、补液、肠道外营养等。在慢性梗阻期宜尽量采用姑息性治疗，不得已时才采用手术。

（六）放射性肾损伤

无特殊疗法，仅对症支持治疗。

（七）放射性骨髓损伤

可输新鲜全血，使用造血刺激因子如 G-CSF、GM-CSF，EPO 等药物，必要时可辅以中医药治疗。

（八）放射性软组织损伤

主要是局部用药，促进创面愈合。临床常用维生素 E 软膏，烧伤湿润膏，成纤维细胞刺激因子等。严重者需要植皮。

四、高压氧治疗

慢性放射病主要病理改变是组织的血管狭窄、堵塞所造成的缺血、缺氧性损害，高压氧治疗机制简述如下：

（一）治疗原理

1.迅速改善放射性损伤病灶组织氧的供应，提高病灶组织氧分压、氧含量和氧贮备，使病灶组织获得充足的氧。

2.病灶组织氧改善后,血管内皮细胞、成纤维细胞、成骨细胞等的有氧代谢增强,无氧酵解减弱,细胞能量增多,酸性代谢产物减少,利于细胞修复。

3.高压氧治疗可以促进毛细血管再生,促进侧支循环建立,增加营养物质供应。

4.高压氧治疗可以改善细胞膜的通透性,减少渗出,迅速消肿。

5.增强缺血、缺氧组织中吞噬细胞的吞噬、消化菌的能力,组织氧分压增高可以抑制部分细菌生长;高压氧还可增强抗生素的杀菌、抑菌能力;故高压氧治疗可加速继发性感染的控制和坏死组织的清除。

6.高压氧治疗可以改善肾脏排泄、肝脏解毒、骨髓造血等功能。

(二)治疗方法

采取 0.2～0.25MPa 压力,每次吸氧 60～90 分钟,每日治疗 1 次。疗程应较长,2～3 个疗程后应休息 1～2 周再开始下一阶段高压氧治疗。脊髓、脑组织、骨骼的放射病疗程需更长。

(三)高压氧疗效

由于慢性放射病主要病理改变是血管堵塞造成的组织缺血、缺氧,又无特效疗法,故高压氧治疗更显得重要。有学者报道 1 例因宫颈癌 10 年,间断放疗 5 年后出现膀胱炎的病例,久治无效。经高压氧 0.25MPa 每日 1 次治疗,连续 6 次后血尿消失,20 次痊愈,随访 1 年未复发。也有文献报道了放射性脊髓病 16 例经高压氧治疗 60 次,显效 4 例,好转 7 例,无效 5 例。

(四)注意事项

1.高压氧治疗前应确诊系放射治疗所引起的放射病。

2.应配合外科手术治疗,如有病理性骨折、骨坏死等应手术清除死骨和固定。

3.有继发感染者应使用抗生素。

4.病灶有厌氧菌感染,病情紧急时,每日可进行 2～3 次高压氧治疗。

5.由于高压氧能增强组织细胞对射线的敏感性,故应在放疗结束 1～2 个月后再开始高压氧治疗。

6.肿瘤有复发可能时不应行高压氧治疗。

第十一章 高压氧治疗的并发症

第一节 氧中毒

一、总论

由高压氧或高分压氧下时间过长所致机体组织器官的功能与结构发生病变称为氧中毒。脑、肺及眼是氧中毒易患部位。为此习惯上按中毒发生部位将氧中毒分为脑型、肺型和眼型。但事实上氧中毒时,机体各系统同时受影响,只是程度不同,如脑型氧中毒,同时可有肺功能损害,反之亦然。氧中毒的发生受多种因素影响,存在较大的个体差异和时间差异。

【病因与机制】

1.一般规律　导致氧中毒的主要原因是氧的压力时间效应量超过机体的可耐受能力。中毒的发生率与中毒深度是与氧分压时间(治疗压力与吸入高浓度氧的时间)成正比。脑型氧中毒多为氧分压过高(在 2.5ATA 以上的压力环境中吸纯氧)。而肺氧中毒多为高氧分压下的时间过长。即随吸氧时间的延长,中毒逐渐加重。常压下吸纯氧,6～12 小时后可发生胸骨后疼痛;12～18 小时结膜、鼻咽、肺部均可出现刺激症状,肺活量下降;连续吸氧 24 小时后,可发生支气管肺炎。而吸 2ATA 的高压氧,3 小时左右肺活量下降,4 小时胸骨后有刺激感,5 小时可出现咳嗽,10～12 小时可发生明显的肺氧中毒。

2.氧中毒易感因素

(1)急性缺氧或中毒的损伤期,神经髓鞘受损后对病理氧化的耐受性降低,容易发生脑型氧中毒和心肌受损。

(2)代谢亢进:发热、甲亢、抽搐、甲状腺素、泼尼松、肾上腺素、去甲肾上腺素等可诱发或加重脑氧中毒。

(3)有肺部感染者易发肺型氧中毒。

(4)体质衰弱。

(5)缺乏维生素 E、C 及微量元素硒等情况时,清除过氧化物和氧自由基能力减弱,也易于发生氧中毒。

3.中毒机制　目前对氧中毒发生机制的认识可能有以下几方面。

(1)高压氧可收缩血管,使血管通透性降低,高压氧过量则导致血管痉挛,则使毛细血管壁通透性增加,发生组织水肿。眼氧中毒时有视网膜脱离(是视网膜下水肿过度所致)。

(2)神经体液因素:实验发现,垂体切除和肾上腺切除后的动物氧中毒程度减轻,泼尼松或肾上腺素可使肺型氧中毒程度加重,提示肺型氧中毒存在垂体-肾上腺皮质的参与。

(3)动物实验发现高压氧可使肺表面活性物质减少。肺型氧中毒时,肺泡壁的分泌细胞(Ⅱ型细胞)内板层小体的膜受损,使其分泌肺表面活性物质的功能减弱或丧失。肺表面活性物质减少将使肺泡表面张力增加而趋于不稳定,甚至萎陷,造成肺不张及其他病理损害。

(4)酶受抑制:氧中毒的某些可逆性病理变化与相关的酶受抑制有关。膜受损后,可完全抑制"膜伴"酶相应的各种作用,从而引起神经系统永久性损伤。

(5)神经递质:氧惊厥时血及下丘脑中 β-内腓肽升高,垂体内显著下降;应用 β-内腓肽抗血清可延长氧惊厥的始发和减轻其程度。肺氧中毒时肺内心房肽钠(ANP)减少,血浆内 ANP 则升高。静脉注射 ANP,能部分抑制高压氧对肺组织及肺泡内磷脂的破坏作用,从而保护肺表面活性物质。高压氧下 γ-氨基丁酸(GABA)和精氨酸加压素合成减少,脑内 GABA 和 AVP 浓度降低,进而诱发氧惊厥。

(6)氧自由基:脑氧中毒程度与脑内脂质过氧化物含量增高及乙酰胆碱酯酶活性降低相关。因此有人认为氧中毒的根本原因是高压氧下体内氧自由基、"超氧化自由基"增多所致。因为氧自由基可引起脂质过氧化和 SH 基团氧化。脂质过氧化可损伤细胞膜和细胞器。SH 基氧化可使含 SH 酶受抑制、能量代谢障碍、ATP 生成及蛋白质和核酸合成受阻,从而导致细胞功能障碍。

二、各论

(一)肺氧中毒

单纯的肺型氧中毒一般有较长时间的氧疗史,故被称为"慢性氧中毒"。已有肺部损害基础者容易发生氧中毒。

1.病理变化 大面积的肺出血和肺水肿,出血严重者呈"肝脏样肺"。显微镜下可看到透明膜形成,上皮变性,肺泡上皮增殖性变化,肺动脉壁增厚和玻璃样变,以及肺膨胀不全。

病程分两期:①急性渗出期:可有肺水肿、肺泡出血、纤维蛋白渗出、透明膜形成,以及内皮细胞和肺上皮Ⅰ型细胞的破坏;②亚急性增生期:可有间质的纤维性变,成纤维细胞增生和肺泡上皮Ⅱ型细胞增生。急性渗出性变化为可逆性;增殖性变化恢复较慢,并可导致永久性瘢痕形成。

在极端的动物实验中,出现肺氧中毒后继续将动物置于高压氧下,由于肺不张,血浆渗入肺泡内,肺出血和肺泡变性,以致氧扩散受阻,造成全身缺氧,最终死亡。这种因氧过多而致缺氧的矛盾现象被称为氧过多性缺氧。其发生机制可能与氧过多引起肺泡血管痉挛、肺泡及肺泡血管损伤、通透性增加有关,引起肺泡水肿,肺表面活性物质缺乏-肺泡不稳定-肺氧中毒。

2.临床表现 肺氧中毒的临床表现类似支气管炎。可出现胸骨后不适或刺激感,或烧灼感,深吸气时疼痛,干咳,咽部不适,呼吸困难等。

体征:早期可无阳性体征,随后可闻及肺部啰音或支气管呼吸音。

X线:可见肺纹理增多或出现肺部片状阴影。肺活量减少。

3.诊断 根据病史和临床表现一般不难诊断,但在用高压氧救治危重病患者时,应密切观察病情变化,努力做到早期诊断,及时处理。

Wright在1972年提出了"肺氧中毒剂量单位"(UPTD)的概念,开发出了量化计算肺氧中毒程度的Wright公式。他把在100kPa氧压下历时1分钟所造成的肺氧中毒程度定为1UPTD。

4.治疗

(1)立即停止吸氧,改吸空气。

(2)减压出舱。

(3)不能立即停止吸氧的患者应改吸21%～23%的氧气。

(4)如降低吸氧浓度出现缺氧症状时,应使用人工呼吸机。

(5)对症治疗,同时应用抗生素抗感染。

(6)预防:控制高压氧暴露的压强-时程。

1)限制压强-时程:常压下连续吸入纯氧不超过8小时;吸入50kPa及低于此值的富氧,一般不会引起肺氧中毒,所以可不限时程。在高于50kPa氧压条件下,不同压强-时程均可引起肺活量的减少,一般以肺活量减少29%为控制水平。由于治疗的需要,不得不使用大剂量高压氧时(如治疗减压病),肺活量下降 10% 应为极限控制水平。

2)计算 UPTD 累积数:呼吸 100kPa 纯氧历时 1 分钟所造成的肺氧中毒程度定为 1UPTD。UPTD 的增加与肺活量的减少有密切关系。因此:①一般的高压氧治疗时,例如治疗轻型减压病或常规高压氧治疗,累积 UPTD 值不宜超过 615,此时肺活量下降 2%。②在用高压氧治疗严重减压病或需要较长时程地吸高压氧治疗其他疾患时,累积 UPTD 值不得超过 1425,此时肺活量降低 10%。

3)间歇吸氧:间歇吸氧可显著增加机体对肺氧毒性的耐受力。凡吸氧累积 UPTD 不超过 615 者,在一次高压氧治疗后呼吸常压空气的时间不少于吸氧的时程时,就可以认为原积累的 UPTD 已消去,以后的 UPTD 值可以从零算起。

4)UPTD 值的计算公式如下。

$$UPTD = Kp \cdot t$$

肺氧中毒程度的单位:UPTD。

Kp:肺氧中毒剂量单位常(因)数。

t:时间,单位为分钟。

比如常规高压氧治疗有人采用 2ATA,在稳压时连续吸纯氧 60 分钟。Kp 为 2.5,t 为 60 分钟。肺氧中毒程度 $= Kp \cdot t = 2.5 \times 60 = 150UPTD$。如果稳压压力采用 2.5ATA,吸纯氧 60 分钟,Kp 为 3.17,t 为 60 分钟。肺氧中毒程度 $= Kp \cdot t = 3.17 \times 60 = 190.2UPTD$。

(二)脑型氧中毒

脑型氧中毒主要表现为惊厥发作,故又称"氧惊厥"。脑型氧中毒的发生主要与压力时程相关。脑型氧中毒一般发生在 2.5ATA 氧压以上。氧压越高,持续吸氧时间越长,越易发生,但也可在较低的压强及时限发生。脑型氧中毒一般发生在吸氧阶段,并且多发生在吸氧 20～40 分钟时,但也可发生在停止吸氧后的减压阶段,这种现象称为撤氧性效应。

1.病理变化　自由基增多,多种酶的活性受抑制,神经-内分泌功能紊乱,神经细胞膜受损,膜通透性改变,导致细胞外 K^+ 浓度增高,膜电位降低,神经元兴奋性增加,在脑内产生高频率放电,导致癫痫发作。病理观察可见神经细胞皱缩,胞浆和树突染色加深,胞浆内出现空泡,线粒体和神经胶质细胞肿胀。受损严重的细胞可见胞浆溶解,核崩溃。

2.临床表现　脑型氧中毒表现为癫痫样大发作,一般分为前驱期、惊厥期和终末期。

(1)前驱期：面色苍白，出冷汗、恶心、眩晕、胸骨后疼痛、视力减退、幻听。可突然有欣快感或烦躁不安，面部肌肉痉挛。常有脉搏、呼吸增快，血压升高。脑电图显示多个稳定的超同步活动灶，数量持续增多，振幅持续增高。若在此阶段及时终止吸氧，有可能避免癫痫样大发作的发生。

(2)惊厥期：突然出现癫痫样大发作，全身呈强直性、阵挛性抽搐，持续10～60秒，知觉丧失，脑电图出现非特异性惊厥大发作波型。在惊厥发作时，若不马上停止吸氧，惊厥发作时间越来越长，血氧含量急剧下降，甚至死亡。

(3)终末期：惊厥发作停止，昏迷持续10～20分钟后逐渐清醒，有头痛、恶心、呕吐、疲劳等。

3.治疗

(1)立即停止吸氧，改吸空气。通常惊厥很快停止。

(2)在使用单人纯氧舱时，应配备一瓶氮气，连接在单人纯氧舱另一进气管上，一旦发生氧惊厥，则输入氮气，同时放出舱内氧气，将舱内氧浓度降到25%为止，以达到不快速减压的同时又能快速降低舱内氧浓度。如没有备用氮气时，一旦发生氧惊厥，应缓慢减压。

(3)出现抽搐时应注意预防跌伤、舌咬伤，同时可适当应用解痉剂，如肌内注射苯巴比妥0.1～0.2g，或静注异戊巴比妥钠0.2～0.3g等。

(4)在抽搐期间，由于喉痉挛，咽部软组织阻塞，胸廓活动不协调，故绝对不能减压。只有待节律性呼吸恢复，呼吸通畅后才能按规定进行减压。

4.预防　氧惊厥的氧压阈值，一般为2.2～2.3ATA，在低于此阈值的条件下即使吸氧时间较长，一般也不会发生氧惊厥，因此一般常规高压氧治疗时，最好将治疗压力限定在2.3ATA以下。高压氧治疗持续吸氧压力-时程限值见表11-1。这种压力-时程限值是高压氧治疗的极量，在制订高压氧治疗方案时一般应低于此数值，尤其是特殊情况时更应注意调低压力时限值。

表 11-1　持续吸高压氧时的压力-时程限值

PO$_2$(ATA)	吸氧总时间(小时)
3	1.0
2.5	1.5
2	3.0

(1)对于醉酒、过度疲劳、不明原因高热，急性重症缺氧和中毒的损伤期的患者应用较低压力(1.8～2ATA)进行治疗。

(2)间歇吸氧:脑型氧中毒多发生在吸氧20～40分钟时,氧中毒的发生与持续吸氧的时间有关,缩短在高压环境下持续吸氧的时间,在用空气加压舱治疗采用间歇吸氧法,可以明显减少氧中毒的发生。当舱内压力为2.8MPa时,连续吸氧不超过30分钟,两次吸氧之间应有不短于5分钟的间歇。当压力较低时,连续吸氧的时间可以长一些。

(3)药物预防:①补充含巯基的物质:如半胱氨酸、谷胱甘肽、二巯丙醇、二巯基丁醇等。②支路氧化底物:如琥珀酸、精氨酸等。③抗氧化剂:如维生素E、维生素C以及硒、铜、锌、锰等微量元素。④降低中枢神经系统兴奋性药物:如巴比妥类、氯普吗嗪、水合氯醛等镇静剂或麻醉剂。⑤其他药物有:应用与脑抑制功能有关的γ-氨基丁酸(GABA),强还原剂亚甲蓝,抗肾上腺素,促进氧自由基降解或防止其生成的物质如SOD等。有人使用二巯化四乙基硫脲、二巯化四甲基硫脲、三羟甲基氨基甲烷(THAM)等作为保护剂,取得良好效果。

(三)高压氧对眼的毒副作用

高压氧对眼的毒副作用比较复杂,既包括眼氧中毒,还有因高压氧的收缩血管作用,使血流减少导致的不良后果。此外还有目前尚未认知的一些其他因素。

1.临床表现

(1)长期进行高压氧治疗(连续150次以上),可引起近视和白内障,视力下降。有人认为,近视的改变是发生核性白内障的一个先兆。由于高浓度氧对晶状体蛋白的氧化损伤,形成高密度的大分子聚合物,晶状体混浊,诱发核性白内障。高压氧治疗所致的核性白内障发展极快,也支持了核性白内障形成的氧化学说。

(2)视力和视野变化:高压氧治疗可引起视网膜等血管的过度收缩或痉挛,造成急性眼底缺血,使眼的营养物质不足,导致视野缩小,视力下降等。曾有患者在高压氧治疗过程中出现视力下降或视力丧失,一般在停用高压氧后数分钟至数天内视力恢复,严格控制压力时限的常规高压氧一般不会引起视力变化。

(3)晶状体变化:长期高浓度的氧对未成熟胎儿组织的生长和发育有干扰,会引起畸形;若发生晶状体后纤维化,则可能导致失明。

(4)对眼压的影响:以往将青光眼作为高压氧治疗的禁忌证,担心高压氧会进一步增高眼压,引起青光眼恶化。近期许多研究表明,高压氧不会引起眼压增高,而且国内外均有高压氧能降低眼压的报告。

2.眼毒副作用的预防

(1)眼科患者治疗前给予适量血管扩张剂如妥拉唑啉25mg肌内注射,或尼莫地平20～30mg口服。

(2)高度近视或白内障患者应避免过长疗程的高压氧治疗。

(3)青光眼患者行高压氧治疗应取慎重态度。因为高压氧治疗一般要并用扩血管药才能有较好的效果,而闭角型青光眼不能用扩血管药。如行高压氧治疗应密切观察,应对眼压进行监测。

(4)高压氧治疗中发生视力下降、视力丧失等情况,应立即停止吸氧并进行眼科检查。必要时可给血管扩张剂。

第二节　气压伤

一、中耳气压伤

中耳气压伤,又称"气压损伤性中耳炎",是最常见的并发症。

1.咽鼓管的解剖与生理　咽鼓管是沟通中耳鼓室和咽部的狭长管道。它从鼻咽外侧壁到鼓室前壁,全长约 37mm,由外 1/3 的骨部和内 2/3 的软骨部组成。鼓室端的开口称"鼓口",呈漏斗状,内径约 4.5mm,位于鼓室前壁上部,鼓膜张肌之下;鼻咽端的开口,呈三角形或椭圆形,称"咽口",上下径约 9mm,位于鼻咽外侧壁。成人的咽鼓管自咽口向上、向后、向外达鼓口,呈弓形弯曲且与水平面呈 40°,鼓室口高于咽口 2～5cm。小儿咽鼓管不呈弓形弯曲而似一直线,与水平面呈 10°,且较宽而短。咽鼓管骨部管腔横断面呈三角形,处于开放状态;软骨部横断面显示钩状。弹性软骨支架仅构成管腔的内侧、顶及外侧部分,其余部分为纤维结缔组织膜所封闭。静止时,由于软骨的弹性压力、周围组织压力(包括静水压)及咽部肌肉牵引力的作用,内、外壁互相接触,使管腔闭合,呈一垂直裂缝状。在做吞咽、呵欠及捏鼻鼓气等动作时,通过腭帆张肌和腭帆提肌以及咽鼓管咽肌、鼓膜张肌、咽上缩肌等肌肉的收缩,将钩状软骨外侧突起及管外侧纤维结缔组织膜向外下牵引,使管腔分离,咽鼓管开放。咽鼓管软骨部有向咽端的单向活瓣,其在中耳气压伤的发生中具有特殊意义。若鼓室内气压高于外界或鼓室内有液体向外咽腔流出,咽鼓管的"咽口"可被动推开,从而保持鼓室内外压力平衡。维持鼓膜两侧气压平衡是咽鼓管最基本的生理功能。此外咽鼓管尚有引流和防声等作用。咽鼓管是气体进入鼓室的唯一途径,有意或无意的吞咽、打呵欠、讲话等动作,通过腭肌收缩,使软组织离开软骨壁,咽鼓管暂时开放,气体进入中耳鼓室。正常人鼓室内外气压差不超过 67～533Pa。若鼓室内压低于外界 2.67～5.33kPa 时,捏鼻鼓气法尚可吹张咽口使气体进入中耳；如果外界气压增高太快，压差达到 10.67～17.33kPa 时，咽鼓管难以开放。这是由于压差过大，压迫咽鼓管咽口，使其关闭。此时软骨管壁的弹性起着单向活瓣的作用，阻止气体流入鼓室。

2. 发病机制　在加压过程中，外界压力不断升高，因为咽鼓管不通畅，外界气体不能通过咽鼓管进入鼓室（中耳），导致鼓室内外压力不平衡，鼓室内压力低于鼓室外压力，鼓室处于相对负压状态（很像拔火罐），软组织将更贴紧软骨壁，使管腔闭锁，咽鼓管更难开启，负压更大，使得鼓膜内陷，导致鼓膜内膜充血、水肿、渗出等改变，造成中耳气压伤。中耳气压伤在加压时最多见。而减压时，鼓室（中耳）外气压降低，鼓室（中耳）内的气体一时又不能从咽鼓管排出，鼓室（中耳）内呈相对正压，当其内压达到 2kPa 时，咽鼓管闭合的内、外壁即被推开，排出气体，使鼓室（中耳）内、外压力达到新的平衡，所以在减压阶段，中耳气压伤较少见。

3. 病因　造成咽鼓管口不能开启、鼓室内外压差过大的原因，可分为病理性和非病理性两种。

（1）病理性

1）由于感冒、咽炎、鼻炎、上呼吸道感染等鼻咽部的急慢性炎症引起咽鼓管黏膜充血、水肿及分泌物增多，造成咽鼓管堵塞。

2）鼻息肉、下鼻甲后端肥大、肥厚性鼻炎、慢性鼻窦炎、咽部及咽鼓管口周围淋巴组织增生等堵塞了咽鼓管。

3）咽隐窝粘连、瘢痕、腭肌麻痹、腭裂畸形等均可造成慢性阻塞，限制了咽鼓管口的开放。

（2）非病理性

1）在升压和减压过程中患者不配合（如精神患者、婴幼儿等），或不能配合（如昏睡、昏迷患者等）做吞咽、张口、咀嚼、捏鼻鼓气等中耳调压动作以开启咽鼓管。

2）加压速度过快，患者尚未来得及做调压动作，外界压力已将咽鼓管口的"活瓣"压紧，导致咽鼓管不能开放。若压力差过大还会把"活瓣"压入管口内。当压力差大于 12.0kPa（90mmHg）时，即使做捏鼻鼓气动作也难将咽鼓管打开。

4. 临床表现　中耳气压伤多发生于第一次做 HBO 治疗的患者，在加压时常见，而且症状较减压时明显。绝大多数患者均发生在升压初期。

（1）开始升压时，鼓室内外压差较小，在 1.3～4.0kPa（10～30mmHg）之间。此时鼓室黏膜毛细血管内压大于鼓室内压，发生充血、渗出甚至出血，鼓膜内陷。鼓膜松弛部及锤骨柄附近内层充血，患者有耳胀闷感和堵塞感，或同时有耳鸣、听力下降等症状。

(2)当继续加压,鼓室内外压差增大至 7.8kPa(60mmHg)时,除鼓膜内陷外,鼓膜和鼓室黏膜血管逐渐扩张,充血、渗出加重,患者会感到由轻到重的耳痛、耳胀闷和堵塞感,耳鸣、听力下降等症状逐渐加剧。

(3)当鼓室内外压差增大至 10.4kPa(80mmHg)以上时,鼓膜广泛充血,中耳腔内可有渗出积液。此时患者耳痛剧烈,难以忍受。疼痛可放射至额、腮、面颊部。有时伴有眩晕、恶心,听力严重减退。

(4)当鼓室内外压差增至 13~65kPa(100~500mmHg)时,鼓膜即可破裂穿孔。此时,由于血液流入中耳腔及乳突小房,患者耳内有一股温热感觉(血液亦可从外耳道流出),同时剧烈耳痛随即缓解,但轻度疼痛持续 12~18h,甚至 24h。在 6~24h 期间,尚可出现头晕、恶心。

(5)即使鼓膜未破,耳痛也可持续两三天。气导性听觉障碍则可持续几小时,甚至 1~2d,可有头晕、恶心,有时伴有耳鸣。

5.检查　对鼓膜和鼻咽腔的检查,可发现不同程度的病变。

(1)鼓膜检查可见内陷、充血;鼓室积液或积血;鼓膜如破裂,则可在紧张部前下方见到线形或针尖状裂口,其边缘不整齐、内翻。Teed 把鼓膜损伤程度分为五级:

0 级:正常鼓膜。

Ⅰ级:鼓膜内陷,松弛部及沿锤骨柄部轻度充血。

Ⅱ级:全鼓膜充血及内陷。

Ⅲ级:全鼓膜充血、内陷,并有中耳腔积液。

Ⅳ级:全鼓室或鼓膜破裂穿孔。

(2)鼻咽腔检查,可见急性或慢性炎症、肿胀,或有鼻息肉、下鼻甲肥大、腭肌麻痹、腭裂畸形等不同的病变。

6.诊断　根据病史、典型症状及鼓膜和鼻咽腔检查即可确诊。

7.治疗

(1)鼓膜未破者

1)仅有充血,一般不必特殊治疗,休息 3~5d 可自行恢复。

2)伴有耳痛,可用止痛药或局部热疗,如热敷、超短波及透热疗法等,既可缓解疼痛,又促进康复。局部应用血管收缩剂,如 1% 麻黄素滴鼻,可使鼻黏膜血管收缩,利于咽鼓管口开放引流,缩短不适过程。

3)中耳腔内有明显渗出液或出血,可考虑作鼓膜穿刺,以促进痊愈,并防止鼓室黏膜组织增生及纤维化。

（2）鼓膜已破者

1）保持干燥，避免局部用药及冲洗，禁止游泳及潜水。

2）适当使用抗生素防治感染，促使其自然愈合。

3）清除外耳道的血块后，可在外耳道松松地塞一消毒棉球，外面再覆盖一纱块。不论鼓膜是否破裂，在鼓膜愈合前或充血消退、渗出和出血停止前暂停再加压治疗。如病情亟须继续治疗，则一定要缓慢加、减压。

8.预防

（1）有上呼吸道感染及慢性鼻咽部疾患导致咽鼓管闭塞时不要进舱治疗。如病情亟须治疗者，可在患者进舱前使用血管收缩剂（1%麻黄素）滴鼻（很多医院常规对患者入舱前用1%麻黄素滴鼻）；必要时可预先作鼓膜穿刺或切开。

（2）向患者讲清楚进舱注意事项，指导患者在升压、减压时咀嚼食物（如口香糖）或少量饮水，不断做吞咽、打呵欠、张口和下颌在水平位左右运动，或捏鼻鼓气等调压动作，以不断促使鼓室内外压力平衡。

（3）将新患者安排在老患者旁边，请老患者协助指导新患者做调压动作。

（4）对小儿及意识、智能、精神障碍等不能配合或无法配合做调压动作的患者，可在加、减压过程中喂食水果、饮料等或令其咀嚼口香糖，让患者吞咽。但对有吞咽功能障碍的患者不能采用此法。

（5）操舱时认真控制加压速度，缓慢升压，尤其是在开始升压时的 0.01～0.03MPa 阶段，一定要慢，不宜快。

（6）如患者耳痛不止，应立即停止加压，必要时还应降低压力 0.01～0.02MPa，直至疼痛消失、压力平衡后再继续加压。

（7）如患者仍耳痛难忍、不能坚持，则应马上减压出舱，绝不可强行加压。

二、鼻窦气压伤

鼻窦内外气压失衡（窦内压过高或过低）造成的鼻窦损伤，称为鼻窦气压伤。

1.鼻窦的位置及解剖　　鼻窦是颅骨前部、鼻腔周围骨壁间的不规则含气腔室，共 4 对，即额窦、筛窦、蝶窦和上颌窦，对称分布在鼻腔左右两侧，各自经过狭窄的通道与鼻腔相通，以引流出各自的分泌物。窦腔内壁覆盖黏膜，延行贯连于鼻道黏膜。

2.病因及发病机制　　若鼻窦由于某种原因，如上呼吸道感染等急性炎症导致开口处黏膜充血、水肿，或由于鼻甲肥大，鼻息肉等原因造成开口阻塞，窦内外通气障碍,在加压或减压时均可造成鼻窦损伤。

(1)加压时外界压力大于鼻窦腔内压,若无相应体积的气体进入腔室,窦腔内呈相对负压状态,窦腔内黏膜充血、渗出、肿胀,甚至出血。

(2)减压时因肿胀的黏膜或息肉等的单向活瓣作用,窦内气体难以排出,窦内相对高压,气体膨胀压迫黏膜及窦壁,造成损伤。鼻窦气压伤多在加压时发生,可在加压期间或加压结束时出现症状。

3.临床表现　受累部位疼痛(表 11-2)是鼻窦气压伤最主要的症状。由于解剖学的特点,额窦最易受损,上颌窦次之,筛窦少见。

表 11-2　鼻旁窦气压伤疼痛部位

鼻旁窦	疼痛及压痛部位
额窦	前额部
上颌窦	面额部
筛窦	鼻梁部及两侧内眦部
蝶窦	枕部及眼后

(1)前额部疼痛居多,也可在面颊部及上颌第一尖牙至第一、二磨牙处有疼痛、麻木感。重者有头痛。

(2)疼痛为针刺样或刀割样,剧烈时可流泪,视力模糊。剧痛多发生在加压阶段。

(3)患者自身可听到鼻内有通气不畅的"吱吱"声。

(4)咽部和鼻腔分泌物或痰内可见血迹。

(5)严重者可有鼻出血。

4.检查　X 线、CT、MRI 等影像学检查显示窦影模糊,窦腔变小,窦内有液平面;血肿形成时还可见到半圆形致密影。

5.诊断

(1)有呼吸道感染等诱因,或有鼻甲肥大、鼻息肉等鼻咽部疾患,在加压或减压过程中出现鼻窦区疼痛。

(2)鼻窦区压痛。

(3)鼻窦膜肿胀,鼻出血或鼻咽部有血性分泌物。

(4)鼻窦部影像学检查可发现异常病变。

(5)注意与有龋齿腔的患者鉴别,此类患者在加压时也会引起局部疼痛和压痛。

6.治疗

(1)用麻黄素等血管收缩剂滴鼻,以使黏膜血管收缩,恢复鼻窦与鼻腔的通气,利于引流。

(2)局部热敷、理疗,以改善血液循环,增强局部抵抗力,促进炎性分泌物的吸收。

(3)如有变态反应,可用抗组胺类药物。

(4)防治感染。病情重者可使用抗生素。

(5)止痛。对疼痛剧烈者,可适当使用镇静剂或止痛剂。

(6)有鼻窦疾患及急性上呼吸道炎症的患者,一般不宜进舱治疗,应请专科积极诊治。

三、肺气压伤

肺气压伤是指肺内压过高或过低,导致肺组织损伤而引发的一系列病症。

1.病因

(1)在减压过程中屏气:是引起肺内压过高的主要原因。

1)缺乏对高气压环境的了解,情绪过于紧张甚至惊慌,无意识地屏住呼吸。

2)缺乏物理学和生理学的知识,有意识地屏气。

3)舱内氧惊厥或癫痫发作。

(2)减压速度过快及排气不畅:是造成肺内压过高的另一常见原因。减压时速度过快,而呼气又不畅时,肺内膨胀的气体来不及经呼吸道排出,就可损伤肺组织和肺血管。根据 Boyle-Mariotte 定律,从较低压力减压与从较高压力减压相同距离比较,前者气体和膨胀的比例比后者大。HBO 暴露的压力大多在 1.5ATA 以内,从压力变化的百分比看,发生肺气压伤的可能性相对较大。

2.发病机制　肺气压伤的主要病理变化是肺破裂后的气体栓塞或气体进入纵隔、胸腔等部位而导致的神经、循环和呼吸功能严重障碍。

(1)肺破裂

1)减压过程中,由于上述某种原因使肺内气体不能及时排出体外,而且随着减压过程的继续,肺内气体不断膨胀,使肺的容积不断扩大,当超过其弹性极限,肺组织就会破裂。

2)当肺内压超过 8kPa(60mmHg),外界压力仍不能与其取得平衡时,肺内压就可使肺破裂。有研究表明,当肺内充满压缩气体时,在舱内屏气只要减压

10kPa,就可达到以上压差值而致肺破裂。

3)若肺部原有潜在性病变,如较小的部分支气管阻塞、支气管功能性痉挛、肺大泡等,由于这些病变区排气不畅,也容易促进肺气压伤的发生,或使肺大泡变得更大,甚至造成自发性气胸。

(2)气泡栓塞形成

1)肺组织撕裂的同时,气体并不立即进入血管。由于肺内压过高,肺静脉在一定程度上受压变扁,只有当肺内压回降到与外界压力平衡时,肺静脉从塌陷状态恢复,才有可能从其破裂口吸进气体。

2)气体进肺静脉,随血流进入左心,继而进入体循环的动脉系统,造成动脉气泡栓塞,导致某些器官、系统的功能障碍。由于解剖学的特点,气泡最常进入脑血管(颈动脉、椎动脉)及冠状动脉,从而造成神经和循环系统功能的严重障碍。其程度视栓塞情况而定。

3)肺气压伤患者中,并发肺动脉气泡栓塞的约占87%。

(3)气肿和气胸形成:若肺门部胸膜发生破裂,肺内气体可沿支气管、血管树间隙及周围结缔组织进入皮下及纵隔,形成颈胸部皮下气肿和纵隔气肿。气体又可从肺门和纵隔的破裂口进入胸膜腔而造成气胸,气胸多为双侧。说明气体大多数是经中心位置进入胸膜腔的。气体也可经食管周围结缔组织进入腹腔而形成气腹。

(4)肺内压过高:由于腔静脉和肺血管受压,右心回流血量减少,导致动脉血压下降,而静脉血压升高。若肺内压处于过高的状态,可引起右心扩大,最后导致右心衰竭。

3.临床表现 起病比较急,大部分在出舱后即刻至10min内发病,少数患者甚至在减压过程中即发生。症状和体征初时可不明显,但进行体力活动时即显露和加重。以血性泡沫痰、皮下气肿并可伴有神经、循环系统症状为特征。

(1)呼吸系统症状

1)肺出血和咯血是本病的特征性症状之一,通常在出舱后立即或稍后出现。患者口鼻流出泡沫状血液。流血量有时可达100~200ml。咯血可持续1~3d,也可更长时间。轻症者只有少许血痰或无肺出血症状。听诊常可发现散在性湿啰音和呼吸音减弱,叩诊呈浊音。

2)胸痛、咳嗽、呼吸浅速是本病患者几乎都有的症状和体征。一般胸痛出现早,多发于患侧胸部,也可发生在全胸骨后。有的表现轻微,有的刺激难忍,深吸气时可加重。患者呼吸浅速,如出现严重呼吸困难,则大多数并发动脉气泡栓塞。由于肺出血及分泌物刺激呼吸道,常引起咳嗽,这既给患者带来很大痛苦,又可能导致肺内压升高而使病情进一步恶化。

(2)神经系统症状:昏迷是最常见的症状之一,可在出舱后立即出现,有的甚至在减压过程中即发生。可能因脑血管栓塞所致,也可能是肺部损伤刺激反射引起。轻者可仅表现为神志模糊或烦躁不安。

(3)循环功能障碍:患者口唇黏膜发绀,脉搏细数,心律不齐。偶尔有右心扩大,心前区有"车水样"杂音(因气泡聚集在心室所致),皮下静脉怒张。严重者心力衰竭。有人认为,如果观察到舌有苍白区,可作为动脉气泡栓塞的佐证。由于气泡可以移动,所以症状多变,时轻时重。

(4)皮下及纵隔气肿:肺根部胸膜破裂时,大量气体进入皮下和纵隔,形成皮下和纵隔气肿。皮下气肿主要在颈胸部,可见局部肿胀,触诊有握雪感和捻发音,通常在出舱后 2～4h 发生,也有少于 15min 的。纵隔气肿症状与积气量、压力高低以及发生速度有关。积气量多时,常感胸闷、咽部梗阻、胸骨后疼痛并向双肩部放射,上腔静脉受压时则更严重。呼吸困难,颈静脉怒张,心尖搏动不能触及,心浊音界缩小或消失,心音遥远。X线透视时可见纵隔两旁有以索条状阴影为界的透亮带。如有气胸发生,呼吸更加困难,气急、发绀明显。

4.加压治疗　加压治疗是最有效的治疗方法,无论病情轻重,均应及早安排。

(1)加压治疗的原理,同"减压病"的治疗原理。

(2)加压速度及治疗压力:治疗肺气压伤的最低压力,过去坚持认为不低于表压 500kPa,即患者进舱以后,无论病情轻重,均应根据咽鼓管通过情况,尽快将舱压升至 500kPa。若气栓造成的临床表现尚未完全消失,则需进一步升压,最终在恰当的压力下症状、体征得以消失,再根据治疗表确定治疗方案。

5.预防

(1)减压过程中严禁屏气:应让进舱人员了解气体在体内运动的基本知识,减压过程中保持正常呼吸节律,防止无意或故意屏气,保持正常呼吸和呼吸道通畅。

(2)避免减压速度过快:减压时,应严格按规定方案逐渐减压。

(3)保持舱内外压力平衡:如有气管插管、胸腔引流管、胃肠减压管或导尿管,均应保持管道通畅,使内外压力平衡。

(4)肺部有潜在性病变者不宜进舱:所有入舱人员(包括陪护人员)入舱前必须接受胸片检查,如有肺气肿、肺大泡或空洞型肺结核等病史者,要认真检查,不得轻易进舱。对怀疑肺部有问题的患者,须作 CT 检查,排除肺大泡后方可入舱治疗。

(5)有严重肺气肿、肺大泡患者禁止入氧舱进行高压氧治疗:有 HBO 治疗适应证而有肺大泡患者可接受常压高氧治疗。

第三节　减压病

减压病是指因环境压力降低幅度过大、速度过快,导致机体组织和血液内形成气泡而引起的疾病。

一、发病基础

1.呼吸足够长时间的高压气体。

2.经历足够大的压差和足够快的减压速度。

二、病因

1.潜水作业时因事故或其他原因而出水过快。

2.潜艇上浮出水过快。

3.加压舱内人员减压过快,特别是加压舱内不吸氧的人员(如 HBO 治疗护理及陪舱人员)减压过快时较易发生减压病。

4.沉箱、隧道作业人员减压不规范(减压过快)。

5.飞行器高空失事,机舱破坏漏气,压力突然降低。

三、发病机制

减压病的发病机制是体内气泡形成(主要是氮气)及栓塞所致。

1.气泡的形成　在高压环境下呼吸时,大量氧气和氮气溶解于全身的体液中,氧气不断被组织所利用,氮气却不断急剧增加。压力越高、停留时间越长,溶解在组织中的氮气就越多。减压时如速度过快,超过了过饱和安全系数所允许的速率时,氮气就不能再以溶解状态存在于体液中而形成气泡。原来的压力越高、停留的时间越长、减压的速度越快、减压幅度越大,形成气泡也就越快,量也越多。

2.气泡积聚部位　气泡可积聚在血管、淋巴管、细胞及组织内。

(1)血管内气泡:毛细血管内气泡可导致微循环障碍,动、静脉血管内气泡可造成血流动力学改变、血管内皮损伤、血管阻塞等。

（2）淋巴管内气泡：可造成阻塞而致局部水肿。

（3）组织内气泡：易发生于氮溶解较多、血液循环较差、氮脱饱和较困难的组织，如脂肪、内脏、韧带、关节囊、黄骨髓、脊髓及神经组织。

（4）组织液内气泡：脑脊液、关节腔液、眼房水及玻璃体液、内耳淋巴液等处，均可形成气泡。

3.病理生理　机体内气泡可造成多方面的病理影响，主要包括 4 个方面。

（1）隐性气泡：少量较小的气泡可不引起症状，称为"隐性气泡"。

（2）机械压迫作用：组织内气泡可压迫各部位的神经末梢和小血管，引起疼痛、瘙痒、皮炎、出血、循环障碍等临床表现。

（3）气泡阻塞血管：当气泡的长度达到血管直径的 1.5 倍时可使血管完全阻塞，造成局部缺血的一系列病理改变。

（4）其他病理作用：机体内气泡还可导致脂肪栓塞形成、凝血机制改变、血液流变学改变等。

四、临床表现

1.症状及体征　减压过程越快，症状出现越早，病情则越重。80％的患者在减压后 3h 内发病，最迟一般≤36h 发病。

（1）疼痛

1）大部分患者会出现疼痛，可累及全身任何部位，但多见于四肢及大关节。

2）在大关节部位，最初仅表现为定位清楚的"发酸"感觉，逐渐转为刺痛、麻木、剧痛，定位不确切。

3）肢体活动时，疼痛加重。由于肢体及关节剧烈疼痛，肢体常被迫采取极度屈曲的保护性姿势，故此病又被称为"屈肢症"。

4）一般药物难以止痛。局部热敷、按摩可暂时缓解疼痛。

5）体检时大多无红、肿、热，无明显压痛，反射肌张力均正常存在。

6）及时进行适当的单纯加压处理，症状立即完全消失，反应良好。

（2）皮肤症状

1）皮肤瘙痒是本病常见的早期症状。痒的感觉在皮肤深层，抓挠时犹如隔靴搔痒。伴有灼热感、蚁爬感、出汗。

2）在脂肪较多部位，皮肤呈苍白、发绀和典型的大理石样斑块。

3）还可有皮肤感觉异常、皮疹、瘀血斑。这些症状主要是由于气泡压迫神经末梢和毛细血管所致。

(3)中枢神经系统症状

1)脊髓损伤:表现为不同程度的截瘫、单瘫或肢体感觉、运动障碍。

2)脑损伤:表现为疲乏、嗜睡、头痛、头晕、共济失调、听力丧失、全身抽搐、昏迷等,部分患者可有眩晕、恶心、呕吐等,类似耳性眩晕,故有"潜水眩晕症"之称。

(4)呼吸系统症状:表现为咳嗽、胸痛、呼吸窘迫、泡沫血痰等症状。胸部憋闷,胸骨后灼痛,深吸气加重,吸气时出现突然"哽咽",面色苍白,称之为"气哽"。

(5)循环系统症状:可出现心绞痛、心律失常、心功能不全等,严重者可出现中枢性虚脱、低血容量性休克或 DIC。

(6)淋巴管阻塞:局部组织水肿,皮肤泛红,皮温增高,加压后体征立即消失。

(7)内脏器官:有少量气泡时,无任何临床症状。大网膜、肠系膜及胃的血管有大量气泡时,出现恶心、呕吐、上腹绞痛或腹泻。

(8)其他:全身极度疲劳感,可能是严重症状的警告。具体表现是交错复杂的,发展变化的,随时都可恶化。

2.临床分型

(1)按症状分型

1)Ⅰ型:以肢体疼痛为主,病情较轻,占减压病的 7.5%～95%。

2)Ⅱ型:病情严重,主要表现为神经、呼吸、循环系统损害的症状,约占本病的5%～25%。

(2)按病情分型

1)轻型:临床表现为皮肤瘙痒,肌肉和关节轻度疼痛。

2)中型:除轻型具有的症状外,还可有头痛、头晕、无力、恶心、呕吐、耳鸣、腹痛等神经及消化系统症状。

3)重型:有神经、呼吸或循环系统损害的症状,如昏迷、瘫痪、呼吸困难、休克等。

(3)按病程分型

1)急性减压病:病程在两周内者称急性减压病,应尽量抓紧在急性期进行加压治疗。

2)慢性减压病:病程超过两周者称慢性减压,加压治疗的疗效明显降低。

五、诊断要点

1.具有高压下停留的病史。高压暴露的压力<2.0ATA时,无论以任何速度减压基本上都不会发生减压病。

2.明确的主诉和典型的体征是诊断本病的主要依据。

3.诊断性治疗。对于症状不典型而难以判断的病例可进行鉴别性加压治疗。治疗压力原则上应不低于发病前高压停留的压力。加压治疗后症状明显改善者可确诊为减压病。

六、治疗

1.加压治疗　加压治疗是减压病的首选疗法,也是本病唯一有效的病因治疗方法。一经确诊,不分轻重均应立即进行加压治疗,疗效与加压治疗及时密切相关。医务人员不得以任何原因延误患者的加压治疗。治疗方法在前面"肺气压伤"一节已有详细讲述。

(1)加压治疗机制:根据波意耳-马略特定律,加压治疗后体内气泡将重新溶解到体液中去,以此消除病因,然后再按选定的加压治疗方案进行治疗。

(2)加压治疗方案:减压病的加压治疗方案非常多,可参阅有关专著。

(3)加压治疗的注意事项

1)加压治疗时机:减压病的加压治疗原则上没有禁忌证。一旦确诊,立即加压治疗,越早越好。

2)加压治疗的要求:

a.加压:加压速度要快,加压速率为80kPa/min。加到症状消失后,按相应治疗方案加到规定的治疗压力。

b.稳压:按照减压病治疗表,决定高压下的停留时间和吸氧时间。

c.减压:严格按照减压病治疗表规定程序减压。

3)辅助急救治疗措施与加压治疗同时进行,如补充血容量、人工呼吸、气管插管、机械辅助呼吸等。在没有任何辅助呼吸措施的情况下,没有自主呼吸的患者,不能马上加压治疗。

4)在加压治疗期间,同时进行综合辅助治疗和有关检查,如热敷、止痛剂、中西医结合治疗。辅助治疗方法不能代替加压治疗。

5）治疗期间要注意患者饮食，给予热饮料即少量高热量、高维生素食物。

6）HBO 治疗舱的最高工作压力达不到 5ATA 的 HBO 治疗科室，最好尽快联系有条件的单位接受治疗。

7）对危重患者，医护人员要入舱陪同。医护人员应适当吸氧。

2.高压氧治疗　HBO 治疗仅适用于轻型减压病或作为重型减压病的过渡性处理，而不能替代加压治疗。

（1）主要适用于工型或轻型减压病。

（2）在附近没有潜水加压舱的情况下，也适用于轻型或中型减压病的治疗。

3.内科治疗　应积极进行内科治疗，但不能替代加压治疗。

（1）支持治疗：如补充体液，纠正水电解质失衡，补充营养等。

（2）药物治疗：①低分子右旋糖酐：可扩充血容量，改善微循环；②抗凝剂：肝素可预防血栓和脂肪栓的形成；③肾上腺皮质激素：地塞米松 10mg，静脉滴注或口服；④抗组织胺药物：用以改善毛细血管通透性。

（3）对症治疗：如止痛、抗心律失常等。

七、注意事项

1.正确选择和执行加压治疗方案。不得自行设计或修改加压治疗方案。

2.一旦确诊，尽早进行加压治疗或 HBO 治疗。如 HBO 舱工作压力不够，应尽早设法转送至其他加压舱进行治疗。

3.治疗出舱后患者应在舱旁进行 12～24h 医学观察。对于症状复发者，应再次加压治疗，治疗压力宜较前次为高，减压时间应较前次为长。

4.积极进行内科治疗。

5.陪舱人员应严守陪舱规则，防止发生减压病。

八、疗效

急性减压病如能在 2h 内进行正确的加压治疗，治愈率可达 98%～100%。一旦形成慢性减压病，治疗将十分困难。

参 考 文 献

1.陶恒沂,蒋功达,林峰.高压氧的临床治疗.上海:第二军医大学出版社,2014

2.刘青乐,郑成刚.高压氧临床应用技术.北京:人民卫生出版社,2015

3.彭慧平,肖慧,卢晓欣.脑部疾病高压氧临床及影像评估.北京:科学出版社,2017

4.易治,翁其彪.新编高压氧医学教程.广州:暨南大学出版社,2011

5.陶恒沂,高光凯,刘文武.高压氧治疗在神经系统疾病中的应用.上海:第二军医大学出版社,2011

6.王强,刘垒.高压氧医学教程.北京:军事医学科学出版社,2006

7.李宁,黄怀.高压氧临床治疗学.北京:中国协和医科大学出版社,2007

8.吴嗣洪,刘玉龙.医用高压氧规范管理与临床实践.北京:科学出版社,2010

9.高春锦.高压氧医学基础与临床(精).北京:人民卫生出版社,2008

10.肖平田.高压氧治疗学.北京:人民卫生出版社,2006

11.彭慧平,卢晓欣.高压氧医学的发展现状.海南医学,2013,24(19):2890-2893

12.梁芳,杨晶,高春锦,李苗,杨琳,刘雪华.高压氧医学的教学规范化建设.中国病案,2016,17(01):88-90

13.刘艳文.高压氧医学在临床上的应用.世界最新医学信息文摘,2015,15(A4):43+22

14.丁政,唐朝正,彭慧平.高压氧医学与康复医学的协同发展.医学与哲学(B),2014,35(10):48-52

15.汤旭帆,凌磊.高压氧医学基本概念.医疗装备,2014,27(06):24-26

16.彭慧平.高压氧医学临床应用中的问题与对策.医学与哲学,2004,(05):39-40

17.段志辉.用高压氧疗法治疗急性一氧化碳中毒的效果探析.当代医药论丛,2016,14(07):150-152

18.徐新南,楼卉卉.高压氧治疗患者不遵医行为的原因与管理对策.中医药管理杂志,2017,25(13):186-187

19.尹云玉,修光辉,凌斌,孙洁.高压氧治疗脑外伤的研究进展.实用临床医学,2017,18(06):100-103